Prof. Hademar Bankhofer

# Gesunde Beine –
# schöne Beine

Prof. Hademar Bankhofer

# Gesunde Beine – schöne Beine

Rezepte, Maßnahmen und Anregungen für alle,
die Probleme mit den Venen haben,
aber auch Ratschläge für all jene,
die diesem Volksleiden sinnvoll vorbeugen
und Risiken senken wollen

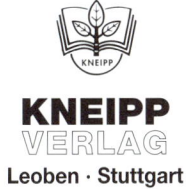

**KNEIPP**
VERLAG
Leoben · Stuttgart

ISBN 3-901794-36-0

© Verlag des Österreichischen Kneippbundes Ges. m. b. H., Kunigundenweg 10, A-8700 Leoben.

Autor: Prof. Hademar Bankhofer.

Layout, technische Bearbeitung:
Verlag des Österreichischen Kneippbundes Ges. m. b. H., Kunigundenweg 10, A-8700 Leoben,
Tel. 0 38 42 / 24 0 94, Fax 0 38 42 / 21 7 18 - 32.

Bilder: gesund & fit aktuell; Wassertreten: Ruth, Rosskastanie: Mitterberger; Ernährung: Kneipp-Verlag; Gymnastik: Pilss, Grün.

Druck: Theiss GmbH, A-9400 Wolfsberg.

1. Auflage                                                    Leoben, September 1999

# Inhalt

# Lange Beine –
# ein Risiko für Venenprobleme

## Ein Vorwort

Ganz ehrlich: Wenn Sie bei einer Modeschau dabei sind oder so ein Ereignis im Fernsehen verfolgen, denken Sie da beim Anblick der langen, schlanken Beine der Mannequins, die an Ihnen vorbeischreiten, an Besenreiser, Krampfadern und ganz allgemein an Venenprobleme? Sicher nicht. Im Grunde kann man sich gar nicht vorstellen, dass die schönsten und prominentesten Mädchen auf dem Laufsteg oder in den Modekatalogen – wie Millionen andere Frauen – auch Krampfadern bekommen könnten. Eine Studie im Jahr 1999 von Prof. Dr. Markward Marshall in Tegernsee hat dazu allerdings ein überraschendes Ergebnis gebracht.

Bisher waren sich alle Experten einig: Die Hauptübel für Venenprobleme sind genetische Veranlagung, Bewegungsarmut, zu langes Sitzen und Stehen, aber auch Übergewicht. Die neue Studie hat weitere Erkenntnisse gebracht. Sie besagt: Auch die Körpergröße hat eine entscheidende Bedeutung. Wenn man den Blutkreislauf näher betrachtet, dann wird das völlig klar. Das verbrauchte, venöse Blut muss ja aus den Beinen wieder nach oben zurück zum Herzen befördert werden. Das sind täglich rund 4.500 Liter Blut, die sich da gegen die Schwerkraft zum Herzen bewegen müssen. Das bedeutet für die Venen Schwerstarbeit. Keine Frage: Jeder Zentimeter Körpergröße mehr belastet natürlich verstärkt die Pumpleistung. Und damit können lange Beine zum Problem werden.

Bisher hat man bei der Entstehung von Krampfadern und anderen Venenproblemen der Körpergröße keine besondere Beachtung geschenkt. Die Studie von Prof. Dr. Marshall hat nun aber bewiesen: Bei zwei gleichaltrigen Frauen mit etwa dem gleichen Körpergewicht hat jene ein doppelt so hohes Risiko für Venenbeschwerden, die um 10 Zentimeter größer ist. Dasselbe gilt übrigens auch für eine Frau, die 10 Jahre älter ist.

Das bedeutet im alltäglichen Leben: Frauen und Männer mit attraktiven, langen Beinen müssen frühzeitig damit beginnen, diese schönen Beine sorgsam zu betreuen. Sie müssen mehr als die anderen Risikofaktoren für Venenprobleme ausschalten und sollten ein Venen-Trainings-Programm gegen Krampfadern durchführen. Diese Maßnahmen müssen bereits gesetzt werden, wenn es noch keine Hautveränderungen, keine Hautverfärbungen und keine Schmerzen in den Beinen gibt. So betrachtet, müssen die prominenten Fotomodelle und Mannequins wie Claudia Schiffer, Nadja Auermann und Kate Moss für alle Fälle gewissenhaft vorbeugen, denn ihre makellosen Beine sind ihr Kapital.

Das betrifft natürlich nicht nur die langen Beine von Models, Film- und Fernsehstars. Alle langbeinigen Mädchen, Frauen und Männer sind gefordert, die verstärkte Gefährdung ihrer Beine zu entschärfen – auch schon in ganz jungen Jahren. Die Annahme, dass sich nur ältere Menschen mit dicken, schweren Beinen und Krampfadern auseinander setzen müssen, ist heute längst überholt. Neueste Untersuchungen in Deutschland und in der Schweiz haben ergeben: Seit einigen Jahren haben bereits 27 % der Jugendlichen zwischen 14 und 16 Jahren ernsthafte Venenveränderungen. Und unter den 18- bis 22-Jährigen haben 24 % Krampfadern, Besenreiser und andere Venenbeschwerden.

Es ist längst bekannt: Wenn die Betroffenen nichts gegen ihr Leiden tun, dann kann das später verhängnisvolle Auswirkungen haben. Aus vorerst scheinbar harmlosen Venenveränderungen kann sich ein offenes Bein oder eine lebensbedrohliche Thrombose entwickeln.

Deshalb habe ich dieses Buch geschrieben. Ich möchte allen Gesunden Anregungen geben, dass sie vorbeugend ihren Beinen Kraft geben und gesundheitliche Gefahren ausschalten. Und ich möchte all jenen, die bereits mit Venenproblemen zu kämpfen haben oder die dazu neigen, zeigen, was sie tun sollten, damit sie ohne oder mit möglichst wenig Beschwerden durchs Leben gehen können.

In diesem Sinne: Tun Sie täglich etwas für Ihre Beine!

Herzlichst Ihr

Hademar Bankhofer

# Venenprobleme rechtzeitig erkennen und richtig einschätzen

Es ist wie bei vielen Erkrankungen: Je früher man sie entdeckt und genau erkennt, desto besser kann man dagegen ankämpfen. Venenleiden sind sehr verbreitet. Jede zweite Frau und jeder vierte Mann sind davon betroffen.

Daher sollten wir alle darüber so viel wie möglich wissen. Wir sollten über erste Symptome informiert sein und wissen, wann der Weg zum Arzt notwendig wird. Und wir sollten in regelmäßigen Abständen unsere Venen kontrollieren und testen.

## Elefanten haben keine Krampfadern

Sehen Sie auch im Fernsehen so gern Natur- und Tierfilme? Gehen Sie gern in den Zoo? Finden Sie Elefanten auch so beeindruckend? Wenn Sie selbst Probleme mit den Beinen haben, so werden Sie sich vielleicht mitunter beim Anblick der Dickhäuter gedacht haben: Die sind den ganzen Tag auf den Beinen und haben ein gigantisches Körpergewicht. Die müssen enorme Venenprobleme haben!

Weit gefehlt. Keine Spur davon. Es ist wissenschaftlich nachgewiesen: Elefanten haben keine Venenprobleme. Das ist nicht nur bei den Elefanten so. Tiere haben keine Krampfadern. Abgesehen von einzelnen überzüchteten Haustierrassen. Nicht einmal die Giraffe mit ihren unendlich langen Beinen hat Venenprobleme. Tiere haben ihr »Vorsorgeprogramm« für gesunde Beine von der Geburt aus mitbekommen. Sie laufen nämlich auf allen Vieren.

Das ist das Problem des Menschen. Unsere Wirbelsäule ist nämlich im Grunde genommen überhaupt nicht für ein Leben auf zwei Beinen konzipiert. Als unsere Vorfahren auf dem Entwicklungsweg zum Homo sapiens beschlossen haben, aufrecht zu gehen, da haben sich erhebliche Konstruktionsnachteile ergeben.

Unsere Beinvenen sind nicht dauerhaft in der Lage, dem Druck des Blutkreislaufes standzuhalten. Dazu gibt es noch genetisch bedingte Störungen an den Venen und den Venenklappen. Der Rücktransport des Blutes von den Beinen zum Herzen wird außerdem noch durch Bewegungsmangel, Übergewicht und durch Schuhe mit zu hohen Absätzen beeinträchtigt. Aus all diesen Gründen spricht man bei Venenerkankungen von einem Zivilisationsleiden. In manchen Teilen Asiens und bei den dunkelhäutigen Ureinwohnern Schwarzafrikas gibt es kaum Krampfadern. Bei diesen Bevölkerungsgruppen treten Venenprobleme sehr selten auf und werden nicht vererbt.

Venenprobleme beim Menschen hat es schon immer gegeben. Sie sind keineswegs für unsere Zeit typisch. Aus Darstellungen vergangener Zeiten weiß man, dass bereits Frauen und Männer vor rund 2.000 Jahren vor Christi Geburt in China von Krampfadern geplagt wurden. Alte Papyrusrollen belegen, dass die Ägypter schon vor 5.000 Jahren mit Venenschwäche und Beinbeschwerden zu kämpfen hatten und ärztlichen Rat suchten. Griechische Statuen der Antike zeigen es deutlich: Die Bildhauer haben viele ihrer Figuren naturalistisch mit Krampfadern ausgestattet.

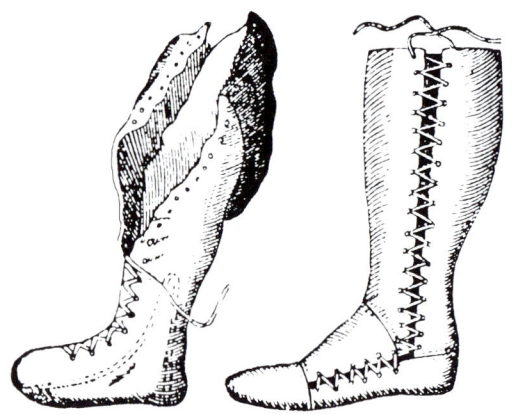

*Eine historische Darstellung von Schnürstrümpfen aus dem Jahr 1798. Das waren die Vorgänger der modernen Kompressionsstrümpfe von heute.
Sie wurden vom 16. bis zum 18. Jahrhundert bei Venenleiden verwendet.*

Auf Bildern und Statuen können wir auch erkennen: In der Antike kannte man bereits die Kompressionstherapie. Man hat den venen-kranken, angeschwollenen Beinen mit Binden und Bandagen Halt gegeben. Auf 2.500 griechischen Votivtafeln kann man ebenfalls zahl-reiche Frauen und Männer mit hässlichen, krummen und verdickten Blutgefäßen erkennen.

Was vor tausenden Jahren der Grundpfeiler der Venenbehandlung war, ist auch heute noch aktuell. Allerdings haben sich die Methoden und das medizinische Niveau entscheidend verändert. Der einfache Wickelverband von damals wird heute durch moderne, schicke Kom-pressionsstrümpfe ersetzt.

# Venenleiden – eine Volkskrankheit unserer Zeit

Erkrankungen des Venensystems sind heute bei vielen Menschen vor-zufinden. Das zeigt die Baseler Studie, die in den Jahren 1965 bis 1973 an 4.500 Berufstätigen durchgeführt wurde. 12 % hatten Verän-derungen an den Beinvenen. 55 % der Betroffenen litten an Bein-beschwerden allgemeiner Art. Noch mehr Aufschluss gibt die Tübin-ger Studie von Dr. Herbert Fischer aus dem Jahr 1981. Danach hat je-der achte Erwachsene im Alter von 20 bis 80 Jahren eine fortgeschrit-tene chronische Venenerkrankung. Das sind etwa 6,8 Millionen Men-schen allein in Deutschland. Zu dieser Erkrankung gehören Bein-schwellungen – auch Ödeme genannt –, Krampfadern und Unter-schenkelgeschwüre. Rund 32 Millionen Menschen in Deutschland ha-ben leichtgradige Probleme mit den Venen.

Jede zweite Frau und jeder vierte Mann geben an, Krampfadern zu haben. Bei 76 % der Frauen und 57 % der Männer treten im Laufe des Lebens venöse Beinbeschwerden auf. Diese Zahlen beweisen, wie sehr verbreitet Venenerkrankungen sind.

Wie kommt es nun zu solchen chronischen Venenleiden? Man kann das besser verstehen, wenn man sich näher mit dem Blutgefäßsystem des Menschen befasst. Der Blutkreislauf besteht aus zwei Systemen: Das eine ist das Netz der Arterien, das andere das Netz der Venen.

- ◆ Die Arterien transportieren sauerstoffreiches Blut vom Herzen in alle Teile des Körpers und versorgen auf diese Weise alle Zellen, die Gewebe und die Organe mit lebensnotwendigem Sauerstoff, aber auch mit lebensnotwendigen Nährstoffen.
- ◆ Die Venen sind für den Abtransport des verbrauchten, sauerstoffarmen Blutes verantwortlich. Sie bringen es zurück zum Herzen. Von dort fließt das Blut wieder in die Lunge und wird mit frischem Sauerstoff angereichert.

Nun wird eines klar: Bei den Beinen gibt es ein Problem, weil das Blut von unten nach oben – also gegen die Schwerkraft – zurückfließen muss. Wie funktioniert das? Logischerweise ist bereits beim gesunden Menschen der Rückfluss des Venenblutes aus den Beinen zum Herzen eine Kraftanstrengung, vor allem, wenn man steht oder sitzt. Der Aufwärtstransport wird durch einen Trick organisiert. Die Beinvenen besitzen Venenklappen. Diese Klappen lassen das Blut nur in eine Richtung fließen, und zwar nach oben zum Herzen. Damit wird ein Absacken des Blutes nach unten verhindert. Sie öffnen sich, wenn das Herz das Blut ansaugt. Und sie schließen sich wieder, wenn der Sog nachlässt. Sie wirken gewissermaßen als Rückschlagventile, die das Blut nur in Richtung Herz passieren lassen. Das Gewicht des Blutes wird auf die Abschnitte zwischen den einzelnen Klappen aufgeteilt. Es gibt aber noch einen weiteren Mechanismus, der mithilft, dem Herzen das venöse Blut zurückzuliefern. Neben den oberflächlich auf den Beinmuskeln liegenden Venen befinden sich tief in den Muskeln noch größere Gefäße. Sie sind mit den oberflächlichen Venen durch Quervenen verbunden. Das sind die Perforansvenen. In jedem Bein gibt etwa 150 davon. Die meisten dieser Venen durchstoßen das Bindegewebe und sind maßgeblich daran beteiligt, dass das Blut von den oberflächlichen Venen in die tiefen Transportvenen gepumpt wird.

Wenn wir gehen, Rad fahren oder Gymnastikübungen machen, dann werden unsere Wadenmuskeln betätigt. Dabei werden die Venen zusammengedrückt. Das wieder bringt das Blut in den Venen in Bewegung. Wenn die Venenklappen gesund sind und funktionieren, dann fließt durch diese Muskelpumpe jetzt das Blut nach oben in Richtung Herz. Beim Sitzen oder Stehen müssen die Venen das Blut ohne Unterstützung der Wadenmuskeln dem Herzen zuführen. Dazu haben die Venenwände ein Kollagenfasergerüst, welches das Bindegewebe stabilisiert.

Wenn nun die Venenklappen in ihrer Funktion gestört sind, dann können sie sich nicht mehr so richtig schließen. Dadurch kommt es in den Beinvenen zu einem Rückstau des Blutes. Das ist oft der Beginn eines langen Venenleidens.

Doch ein Venenleiden geht nicht immer von nicht funktionierenden Venenklappen aus. Eine andere Ursache ist eine anlagebedingte primären Venenwandschwäche. Wenn die Wände der Venen nicht fest genug sind, dann kann ein leichter Blutstau in den Venen, aber auch zu langes Stehen oder Sitzen dazu führen, dass sich die schwachen Venenwände ausdehnen und überdehnen. Dadurch können sich die Venenklappen plötzlich nicht mehr richtig schließen. Und wieder verstärkt sich der Rückstau des Blutes in den Beinen. Es beginnt ein Teufelskreis. Man kann sich vorstellen, dass irgendwann einmal, wenn nichts unternommen wird, die Venen das gestaute Blut nicht mehr aufnehmen können. Flüssigkeit tritt durch die Venenwände in das Beingewebe aus. Die Folge: Die Beine schwellen an und verfärben sich.

Im weiteren Verlauf verändern sich die an der Oberfläche der Beine sitzenden Venen. Sie sind stark überdehnt und werden zu Krampfadern.

Ein Venenleiden kann aber seinen Ursprung in einer weiteren Ursache haben. Es gibt noch zusätzlich zu den oberflächlichen Venen der Beine noch die tief im Gewebe sitzenden Venen. Wenn sich das Blut in diesen Venen staut, weil es zu einem Blutgerinnsel – einer Thrombose – gekommen ist, dann spricht man von einer sekundär bedingten Venenschwäche. Auch durch dieses Geschehen im Inneren des Beingewebes werden die an der Oberfläche sitzenden Venen und deren Klappen überdehnt und geschädigt.

Neueste Untersuchungen geben Hinweise auf interessante biochemische Vorgänge bei der Entstehung von Krampfadern. Bei ererbter oder erworbener Gewebeschwäche, die meist nach dem 40. Lebensjahr auftritt, werden Enzyme aktiv, die das Fasernetz der Venenwände schädigen können. Durch die ständige Überdehnung der Venen setzen die Gefäßmuskelzellen so genannte Lysosomen frei, die die Bildung von minderwertigem Bindegewebe auslösen. Dieses Bindegewebe ist dem Druck nicht gewachsen Die Folge: Die Venenwände werden dehnbarer.

Lysosomale Enzyme, die ins Kapillargebiet abgeschwemmt werden, schädigen die Gefäßwände. Die Venenklappen können nicht mehr dicht schließen. Ein Blutstau erzeugt genau dort einen enormen Druck, wo ein Sog herrschen sollte. Es bilden sich Krampfadern. In den Beinen staut sich Wasser. Durch die Flüssigkeit im Gewebe entstehen Ödeme, die aber oft erst dann sichtbar werden, wenn sich mehr als ein Liter Flüssigkeit angesammelt hat. Typische Begleiterscheinung: Das Bein verfärbt sich bräunlich.

Wenn jemand die Veranlagung für eine Venenschwäche hat, dann kann die Gefahr für eine chronische Erkrankung durch verschiedene Risikofaktoren verstärkt werden. Dazu gehören Übergewicht, Alkohol, Bewegungsmangel, Schwangerschaft der Frau, berufliche sitzende oder stehende Tätigkeit, häufige Langstreckenflüge, enge Strümpfe, Gürtel oder Mieder, hochhackige Schuhe, äußere Wärmeeinwirkung.

Schauen wir die einzelnen Risikofaktoren genauer an:

## Die Vererbung

Viele von uns bekommen die Veranlagung zu einer Bindegwebeschwäche und damit auch zur Krampfadernbildung und zur Bildung von Besenreisern in die Wiege gelegt. Ein guter Rat an alle jungen Menschen: Wer wissen will, wie es um die Zukunft seiner Beine steht, der sollte einen Blick auf die Beine der Eltern werfen. Leidet ein Elternteil unter einer Venenerkrankung, dann ist das Risiko hoch, dass man selbst auch ein schwaches Bindegewebe hat und eines Tages Krampfadern bekommt. Sind beide Elternteile betroffen, dann werden die Kinder mit ziemlicher Sicherheit auch an Krampfadern leiden. Die familiäre Belastung wird oft über mehrere Generationen hinweg weitergegeben. Das Risiko für Krampfadern ist somit auch gegeben, wenn die Großeltern betroffen sind. Die anderen Risikofaktoren verstärken die Gefahr für das Leiden natürlich. Man ist durch Rauchen, Bewegungsmangel und Übergewicht noch mehr gefährdet.

Hat jemand also bei der »Beinkontrolle« von Eltern und Großeltern festgestellt, dass er gefährdete Venen hat, dann ist es höchste Zeit, sofort Maßnahmen dagegen zu setzen. Mit einer rechtzeitigen Vorbeugung kann man das Schlimmste verhindern. Vor allem gilt es, den fehlenden Halt des zu schwachen Bindegewebes auszugleichen. Zum Festigen der gefährdeten Venen nimmt man Stützstrümpfe, zum

Festigen der bereits erkrankten Venen Kompressionsstrümpfe aus der Apotheke. Man kann damit dem Auftreten von Krampfadern und Besenreisern erfolgreich entgegenwirken, wenn man rechtzeitig eingreift.

Wer Eltern und Großeltern mit Venenproblemen hat, der sollte jeden Tag seines Lebens auch auf ganz einfache Dinge achten: Bei längerem Sitzen und Stehen müssen die Beine bewegt werden. Gehen Sie herum. Oder wippen Sie zwischendurch immer wieder mit den Zehen. Lassen Sie die Füße kreisen. Achten Sie darauf, dass Sie nicht übergewichtig werden. Achten Sie auf gesunde Ernährung. Rauchen Sie nicht. Setzen Sie die Beine niemals zu großer Hitze aus. Sauna, Dampfbad, heiße Wannenbäder, Sonnenbestrahlung und Fußbodenheizung sind Gift für die gefährdeten Venen.

Übrigens ist auch geklärt, warum Töchter öfter an Krampfadern leiden als Söhne. Die Struktur des weiblichen Bindegewebes ist von Natur aus – auf Grund der weiblichen Hormone – sehr locker und schützt deshalb auch nicht so gut vor einer Venenüberdehnung, wie das beim Mann der Fall ist.

## Übergewicht

Wer unentwegt mit ein paar Kilo zu viel durchs Leben geht, belastet natürlich seine Beine. Damit haben die Venen besonders harte Arbeit, den Rückstrom des Blutes zu bewältigen. Verständlich, dass sie dabei aus der Form geraten. Daher sollten alle, die gefährdete oder schwache Venen haben, peinlich genau auf ihr Körpergewicht achten.

## Alkohol und Nikotin

Es liegt auf der Hand, dass regelmäßiger Alkoholgenuss die Venen schwächt und krank macht: Alkohol erweitert die Gefäße und verstärkt damit jedes Venenleiden. Nikotin und vor allem die Schad- und Begleitstoffe der Zigarette machen die Venenwände brüchig.

## Lebensalter

Mit zunehmendem Alter nimmt die Elastizität der Venenwände ab. Dazu kommt noch, dass ältere Menschen sehr oft zu wenig Bewegung machen oder aus gesundheitlichen Gründen nicht machen können.

## Bewegungsmangel

Langes Stehen und Sitzen behindert die Muskelpumpe in den Waden. Daher staut sich bei all jenen Menschen, die am Arbeitsplatz oder zu Hause viel stehen müssen, das Blut in den Beinen. Die Venen weiten sich mehr und mehr aus. Wer lange mit angewinkelten Beinen an einem Schreibtisch oder an einem Tisch sitzt, der knickt in den Kniekehlen die Venen ab. Der Blutfluss wird behindert. Richtiges Sitzen will gelernt sein: Niemals die Beine übereinander schlagen oder baumeln lassen. Die Füße müssen flach auf dem Boden stehen oder – noch besser – auf einer Fußstütze ruhen.

Es ist daher wichtig, dass jeder zum beruflichen Ausgleich Freizeitsport treibt. Gehen oder Wandern, Schwimmen, Rad fahren und eine spezielle Venen-Fit-Gymnastik unterstützen die Arbeit der Venen und stärken die gesamte Beinmuskulatur.

Wer sich nicht regelmäßig dem Sport widmet, der sollte zumindest Rolltreppen und Lift meiden, besser Treppen steigen und viele Wege nicht mit dem Auto, sondern zu Fuß erledigen.

Vorsicht: Kraft- und Ausdauersport muss vermieden werden. Bodybuilding, Squash, Tennis und Joggen belasten die Venen. Bei diesen Sportarten kommt es durch abrupte Muskelzusammenziehungen und durch Pressatmung zu einer Steigerung des Venendrucks. Dadurch werden auf Dauer die tief liegenden Venen geschädigt. Auch häufiges, schweres Heben sollte man bleiben lassen. Jedes Mal, wenn man eine schwere Last aufnimmt, wird der Druck im Bauchraum größer. Dadurch wird der Blutrückfluss behindert, die Venenklappen werden belastet.

## Schwangerschaft

In der Schwangerschaft wird der Stoffwechsel der Frau sehr stark durch die Hormonumstellungen beeinflusst. Das erhöhte Östrogen während der Schwangerschaft verursacht eine Erschlaffung des Bindegewebes zur Vorbereitung des Körpers auf die Entbindung.

Zusätzlich kommt es durch das Gewicht des heranreifenden Kindes und durch die zunehmende Enge im kleinen Becken der Frau zu einem Gefäßstau, der gemeinsam mit der veränderten Hormonsituation die Arbeit der Venen stark beeinträchtigt.

Beim ersten Kind leidet etwa jede dritte Frau unter Venenbeschwerden. Diese bilden sich meistens nach der Geburt des Kindes wieder zurück. Bei einer zweiten Schwangerschaft bekommt jede zweite werdende Mutter Venenprobleme, die zu Krampfadern führen können. Daher ist eine vorbildliche Betreuung der Venen während der Schwangerschaft sehr wichtig.

Jetzt wird manche Frau fragen: Wenn das natürliche Östrogen im Körper der werdenden Mutter zu Venenproblemen führen kann: Wie ist das dann mit dem synthetischen Östrogen, das man beispielsweise mit der Antibabypille zu sich nimmt? Das ist eine wichtige Überlegung. Auch die künstlichen Östrogene lösen im Körper von jungen Mädchen und Frauen ähnliche Veränderungen aus.

Wenn in der Familie Fälle von Venenerkrankungen vorliegen, sollte die betreffende Frau mit ihrem Arzt darüber sprechen, ob sie überhaupt die Pille nehmen darf. Denn bei der Einnahme ist ein Risiko gegeben. Wenn die Betreffende raucht, dann erhöht sich die Gefahr für eine gefährliche Thrombose ganz wesentlich.

Aber auch Frauen in den Wechseljahren, die mit Östrogenen versorgt werden, müssen wissen, dass damit bei einer entsprechenden Veranlagung das Risiko für Krampfadern steigt.


# Venenleiden:
# Das versteckte Problem der Männer

Venenprobleme – und da wieder ganz speziell Krampfadern – sind keineswegs nur ein Frauenleiden. Der Eindruck entsteht allerdings beim Betrachten der Statistik. Frauen gehen allein schon aus Eitelkeit viel früher zum Arzt, wenn die Beine auf Grund einer Venenerkrankung nicht mehr so schön aussehen. Für viele Frauen sind Besenreiser und Krampfadern vorrangig ein kosmetisches Problem. Jede Frau hat den Wunsch, attraktive, makellose Beine zu zeigen.

Da nun die Frauen eher zur Untersuchung kommen, haben sie auch die größere Chance, dass ihr Venenleiden frühzeitig erkannt und erfolgreich behandelt wird.

60 % der betroffenen Frauen nehmen ärztliche Hilfe in Anspruch, bei den Männern sind es nur 35 %. Das so genannte »starke Geschlecht« übersieht sehr oft die ersten Symptome und Warnungen, die auf ein beginnendes Venenleiden hinweisen. Viele finden es übertrieben, bei ziehenden Schmerzen oder bei blauen, hervortretenden Adern den Arzt aufzusuchen. Auch die Familie merkt es nicht: Männer tragen fast immer lange Hosen. Da werden sichtbare Venenprobleme versteckt. Sehr oft kann man sie auch auf den ersten Blick auf dem nackten Bein nicht erkennen, weil es stark behaart ist. Das alles unterstützt den Mann bei der Erkenntnis: »Ich brauche noch keine ärztliche Behandlung.«

Man muss sich das vorstellen: Nicht weniger als ein Viertel aller Männer sind von Venenerkankungen betroffen. Untersuchungen bei Wehrpflichtigen haben ergeben: Bereits 24 % der jungen Soldaten haben Krampfadern. Viele Männer handeln sich im Beruf Venenprobleme ein. Wer ständig schwere Lasten hebt, wendet dabei die so genannte Pressatmung an. Sie führt dazu, dass sich Blut in den Beinen staut. Aber auch Männer, die ihren Beruf vorwiegend im Stehen ausüben, belasten ihre Beinvenen über Gebühr. Dazu gehören ganz besonders Bäcker, Metzger, Gastwirte, Postboten, Verkäufer und Friseure. Bei den meisten Männern treten die ernsthaften Venenbeschwerden erst in der zweiten Lebenshälfte auf.

Wer ein Berufsrisiko einkalkulieren muss, der sollte am Arbeitsplatz einfach eine entsprechende Schutzmaßnahme treffen. Wir wissen alle: Schutzbrillen, Schutzhelme, Sicherheitsanzüge und Sicherheitsschuhe sind heute in vielen Berufsbranchen eine Selbstverständlichkeit, die von der Gewerkschaft und von Arbeitsinspektoren überwacht wird. Nur für gefährdete Venen ist nichts vorgeschrieben.

Doch es gibt eine Vorsorgemaßnahme: Das sind Stütz- oder Kompressionsstrümpfe. Sie sorgen dafür, dass am Arbeitsplatz aus schwachen Venen nicht eines Tages ein Venenleiden wird. Die modernen Strümpfe von heute sehen modisch aus und bestehen aus elastischem Gewebe von höchster Qualität. Speziell für den Mann eignen sich Kniestrümpfe sehr gut. Am besten ist, man lässt sich vom Apotheker beraten.

Bei Männern mit Venenleiden gibt es weit größere Komplikationen und Folgeschäden als bei Frauen, weil die Männer sehr oft zu spät zum

Arzt kommen. Das Hinauszögern hat fatale Folgen für die Gesundheit: Bei den schweren Venenerkrankungen wie zum Beispiel dem offenen Bein stehen die Männer an der Spitze der Statistik.

Daher ein guter Rat für alle Männer: Sollten sich erste Anzeichen wie Schwellungen, Kribbeln oder nächtliche Wadenkrämpfe einstellen, dann ab zum Arzt, so schnell wie möglich.

Außerdem sollten Männer im Interesse der Venengesundheit auf folgende Maßnahmen im Alltag achten:

◆ Schlagen Sie die Beine bei beruflichen Besprechungen nicht übereinander, auch wenn Ihnen diese Haltung im Gespräch mit Vorgesetzten mehr Sicherheit gibt.

◆ Wenn Sie stundenlang am Schreibtisch sitzen: Wippen Sie mit den Füßen unentwegt auf und ab, als würden Sie eine alte Nähmaschine betätigen. Das fördert die Durchblutung von Füßen und Beinen.

◆ Legen Sie – so oft es geht – auch am Arbeitsplatz die Beine hoch, und erst recht abends zu Hause.

◆ Fahren Sie nicht jedes kleine Wegstück mit dem Auto. Achten Sie darauf, dass Sie jeden Tag bestimmte Strecken zu Fuß zurücklegen. Treppensteigen ist sehr wichtig.

◆ Legen Sie bei beruflichen Fahrten im Auto Pausen ein. Machen Sie kleine Spaziergänge oder Gymnastikübungen. Dazu ist auf Autorastplätzen immer Gelegenheit.

◆ Meiden Sie Kraftsportarten wie zum Beispiel Bodybuilding und Gewichtheben. Diese Sportarten üben auf die Venen einen starken Druck aus.

◆ Planen Sie Ihren Urlaub mit Bergwanderungen, Strandwanderungen und Rad fahren.

◆ Verzichten Sie auf Fastfood und süße Snacks zwischendurch.

# Machen Sie den Venentest:
# Wie gesund sind Ihre Beine?

## Zuerst der Frage-Antwort-Test:

Venenprobleme gehören zu den häufigsten Erkrankungen des Herz-Kreislauf-Systems. 86 % der Bevölkerung haben geringe bis schwer wiegende Veränderungen der Venen. Sicher wollen nun auch Sie wissen, ob Ihre Beine gesund sind oder ob für Sie ein Risiko für eine Venenerkrankung vorliegt und ob Ihre Venen vielleicht schon geschädigt sind.

Machen Sie gleich jetzt den Test. Beantworten Sie ehrlich die folgenden Fragen:

◆ Gibt es in Ihrer nächsten Verwandtschaft – bei Eltern und Großeltern – Venenerkrankungen? Leidet jemand an Krampfadern oder an einem offenen Bein?

◆ Üben Sie einen Beruf aus, bei dem Sie viel sitzen oder stehen müssen?

◆ Tragen Sie oft hochhackige Schuhe, enge Socken oder Kniestrümpfe, die abends beim Ausziehen Druckspuren an der Hautoberfläche hinterlassen?

◆ Haben Sie Übergewicht?

◆ Rauchen Sie regelmäßig?

◆ Spezielle Frage für Frauen: Nehmen Sie die Pille?

◆ Speziell für Frauen: Sind Sie schwanger? Oder hatten Sie bereits eine oder mehrere Schwangerschaften?

- ◆ Haben Sie ein schwaches Bindegwebe?

- ◆ Haben Sie oft kalte Füße, auch in der schönen Jahreszeit?

- ◆ Haben Sie abends regelmäßig angeschwollene Knöchel, die am nächsten Morgen wieder normalen Umfang haben?

- ◆ Leiden Sie oft an geschwollenen, müden und schweren Beinen?

- ◆ Haben Sie in den Beinen oft ein Hitze- und Spannungsgefühl?

- ◆ Nehmen Ihre Beschwerden bei warmem Wetter zu?

- ◆ Nehmen die Beschwerden ab, sobald Sie die Beine hochlagern oder sobald Sie umhergehen oder laufen?

- ◆ Leiden Sie nachts zeitweise an Schmerzen in den Beinen?

- ◆ Sind die Beine nach einem Wannenbad angeschwollen?

- ◆ Kann man an Ihren Beinen an manchen Stellen bläulich durchscheinend Venen sehen?

- ◆ Haben Sie bereits Besenreiser oder Krampfadern?

- ◆ Wenn ja: Haben Sie an diesen Stellen Rötungen oder Schmerzen?

**Die Auswertung finden Sie auf der nächsten Seite!**

# Und hier die einfache Auswertung Ihres Tests:

Wenn Sie keine einzige Frage mit »Ja!« beantwortet haben, dann gehören Sie zu den wenigen Menschen, die ein vollkommen gesundes Venensystem haben. Das bedeutet: Sie müssen weiter gesund leben, Sport treiben und dürfen Ihre Beine keinen Gefahren aussetzen. Dann werden Sie auch weiterhin keine Venenprobleme haben.

Wenn Sie bei **10 Fragen mit »Ja!«** beantwortet haben, dann haben Sie ein erhöhtes Risiko für eine Venenschwäche. Sie können aber selbst eine Menge tun, damit Sie die Entstehung eines Venenleidens verhindern. Treiben Sie regelmäßig ·Venengymnastik. Ernähren Sie sich mit viel Obst und Gemüse.

Machen Sie jeden Tag kalte Kniegüsse. Lassen Sie keine Hitze auf die Beine einwirken. Wenn Sie längere Zeit stehen oder sitzen, dann sollten Sie zur Vorbeugung Stützstrümpfe tragen. Damit entlasten Sie die gefährdeten Venen und beugen krankhaften Veränderungen vor.

Wenn Sie bei **15 Fragen mit »Ja!«** antworten müssen, dann haben Sie vermutlich bereits eine leichte Venenschwäche. Sie müssen gezielt Aktionen setzen, damit die Erkrankung nicht fortschreitet. Auch hier wieder ist die ballaststoffreiche, naturnahe Ernährung wichtig, ebenso die Venengymnastik und die täglichen kalten Kniegüsse.
Sie sollten – zumindest zeitweise – Kompressionsstrümpfe tragen, die Sie sich beim Apotheker anmessen lassen können. Mit solchen Strümpfen verhindern Sie eine weitere Ausdehnung der Venen und einen Blutstau im Bein. Das ist wichtig, damit die vorhandenen Beschwerden nicht stärker werden.

Wenn Sie bei **16, 17 oder bei allen Fragen mit »Ja!«** geantwortet haben, liegt bei Ihnen aller Wahrscheinlichkeit nach bereits eine ausgeprägte Venenschwäche vor. Sie müssen sich unbedingt in ärztliche Behandlung begeben.

Er entscheidet dann, welche Therapie für Sie die Beste ist. Es wird vielleicht notwendig sein, dass Sie täglich Kompressionsstrümpfe tragen. Diese Strümpfe machen es möglich, dass die Venen nicht weiter ausgedehnt werden und dass das Blut komplikationslos aus dem Bein abfließen kann. Selbstverständlich gehören zu Ihrem Lebensrhythmus ab sofort ebenfalls Venengymmastik, Kniegüsse und gesunde Ernährung dazu. Sie sollten die Beine, so oft es geht, hochlagern und kühl halten. Damit können Sie einem Venenversagen oder einem offenen Bein entgegenwirken.

## Und jetzt der Mess-Test:

Eine Venenerkrankung tritt nicht aus heiterem Himmel auf. Sie entwickelt sich sehr langsam im Verlauf von vielen Jahren. Das Verhängnisvolle: Zuerst spürt man nichts. Wenn man allerdings rechtzeitig wüsste, dass sich ein Venenproblem anbahnt, dann könnte man etwas dagegen tun.

Daher ist es wichtig, dass wir so früh wie möglich gewarnt werden, damit wir erfolgreich gegen die schleichende Erkrankung vorgehen können.

Aber auch dann, wenn bereits erste Beschwerden vorhanden sind, ist oft nicht klar, dass es sich tatsächlich um eine Venenerkrankung handelt. Schwere, müde, juckende oder angeschwollene Beine, ziehende Schmerzen oder nächtliche Wadenkrämpfe: Das können unter Umständen auch die Symptome für ein anderes gesundheitliches Problem sein. Deshalb sollten Sie eine Venenmessung durchführen.

◆ Nehmen Sie ein Maßband zur Hand und messen Sie damit die Umfänge beider Beine an genau 3 verschiedenen Stellen von oben nach unten. Messen Sie am Oberschenkel, etwa 20 Zentimeter oberhalb des Knies, an der Wade, 12 Zentimeter unterhalb der Kniekehle, an den Fußfesseln.

◆ Führen Sie diese Messungen eine Woche lang durch: immer am Morgen, unmittelbar nach dem Aufwachen, bevor Sie aus dem Bett steigen, und am Abend, bevor Sie zu Bett gehen.

◆ Wenn sich der Umfang bei den Messungen während des Tages um etwa 1 Zentimeter vergrößert, dann sollten Sie möglichst bald den Arzt aufsuchen, damit er Sie genau untersucht. Nur er kann dann das Venenleiden tatsächlich feststellen und eine Behandlung einleiten.

# Wann muss ich mit meinem Venenproblem zum Arzt?

Manche Frauen und Männer kommen mit ihrem Venenleiden viel zu spät zum Arzt. Die Erklärung dafür: Krampfadern und Besenreiser werden vorerst bloß als kosmetisches Problem angesehen. Man unterschätzt die Krankheit, findet sich damit ab und ist sich nicht der Gefahr bewusst.

Man muss sich darüber im Klaren sein: Ohne Behandlung können Venenerkrankungen sehr schnell schlimmer werden. Es kann zu Komplikationen kommen: zur Thrombose oder zum offenen Geschwür am Unterschenkel.

Daher muss mit einer Behandlung so früh wie möglich begonnen werden. Nur so kann man gefährliche Schädigungen der Venen vermeiden. Deshalb sollten Sie beim allerersten Anzeichen für eine Venenschwäche den Arzt aufsuchen.

Sobald Sie den Venentest – sowohl den Frage-, als auch den Messtest – gemacht haben, achten Sie auf folgende frühen Symptome: müde und schwere Beine am Abend, ein ständiges Hitze- und Spannungsgefühl in Füßen und Beinen, leichtes Anschwellen der Knöcheln am Abend, ein Juckreiz an den Waden und Füßen, nächtliche Wadenkrämpfe, erste Besenreiser, Beschwerden in den Beinen nach längerem Sitzen und Stehen.

Wenn Sie zum Arzt gehen, dann bringen Sie Ihre Testantworten und Ihre Messergebnisse der Beine gleich mit. Das erleichtert die Diagnose. Wenn der Arzt erste Anhaltspunkt für eine Venenschwäche sieht, dann wird er mit einer genauen Untersuchung beginnen.

◆ Sie müssen sich zuerst hinstellen, dann hinlegen. Der Arzt wird in den verschiedenen Positionen die Venen abtasten.

◆ An Hand der Hauttemperatur, der Beschaffenheit der Hautoberfläche, von Verfärbungen oder Schwellungen am Knöchel kann er meist schon recht zuverlässig feststellen, ob eine Venenstörung vorliegt.

◆ Ein verantwortungsvoller, erfahrener Arzt wird nach dieser ersten Blick- und Tastdiagnose noch zusätzliche Methoden zur

Diagnostik einsetzen. Sehr verbreitet ist die Untersuchung mit dem Ultraschallgerät. Sie ist völlig ungefährlich und schmerzfrei. Der Arzt setzt dazu ein Gerät ein, das speziell für die Untersuchung von Blutgefäßen entwickelt wurde. Damit können die Venen genau überprüft werden. Eine Untersuchung mit der Ultraschall-Doppler-Sonographie gibt Auskunft, mit welcher Geschwindigkeit das Blut in den oberflächlichen und in den tiefen Beinvenen fließt.

Das Gerät zeigt auf, in welche Richtung das Blut drängt. Bei Venenleiden fließt es oft in entgegengesetzter Richtung – also nicht zum Herzen, sondern vom Herzen weg. Die Untersuchung gibt Auskunft, ob die Venenklappen gut schließen und ob vielleicht zusätzlich auch noch Durchblutungsstörungen in den Arterien vorliegen. All das kann der Arzt mit der Ultraschallmessung herausfinden, ohne dass dabei die Haut verletzt wird und ohne dass dabei ein Kontrastmittel injiziert werden muss. Es kommt auch zu keiner Strahlenbelastung. Allerdings: Der behandelnde Arzt braucht zur Auswertung der Ultraschallergebnisse ausreichende Erfahrung.

◆ Eine andere Untersuchungsmethode ist die Duplex-Sonographie. Dabei wird die Ultraschalluntersuchung mit einem bildgebenden Ultraschallverfahren kombiniert. Das funktioniert so ähnlich wie bei der Erfassung von Gallensteinen oder wie bei der Schwangerschaftskontrolle des Frauenarztes. Diese Untersuchung ist eine Ergänzung der Ultraschalldiagnostik. Der Vorteil liegt darin, dass die tiefen Venen genau erkannt und untersucht werden können. Die Methode macht es auch möglich, dass der Arzt ohne eine zusätzliche Röntgenuntersuchung am oberflächlichen Venensystem eine Operation durchführen kann.

◆ Dann gibt es noch die Möglichkeit der Licht-Reflexions-Rheographie – kurz LRR genannt. Dabei wird mit Hilfe von harmlosen Infrarotstrahlen gemessen, wie schnell bei oftmaligem Wippen der Beine das Blut in den Venen aus der oberflächlichen Hautschichte abfließt. Anhand der Rückflussgeschwindigkeit des Blutes in das oberflächliche Venensystem ist eine Aussage über den Zustand der Venen möglich. Die Ergebnisse liefern nur erste Hinweise auf eine Venenschwäche, genauere Untersuchungen müssen folgen.

◆ Eine andere Untersuchungsform ist die Phlebo-Dynamo-Metrie. Damit kann man den Druck im System der Beinvenen messen. Der

Arzt führt dazu am Fußrücken eine Nadel in eine der oberflächlichen Venen ein. Die Nadel ist mit einem Messinstrument verbunden. Zuerst wir der Fußdruck gemessen. Dann wird überprüft, wie schnell der Druck abnimmt, wenn ein ganz bestimmtes Bewegungsprogramm absolviert wird. Danach wird gemessen, wie rasch der Druck nach dem Programm wieder ansteigt.

◆ Es gibt auch noch das Verfahren der Plethysmographie. Damit misst der Arzt genau Veränderungen des Beinumfanges. Er legt beim Patienten oberhalb des Kniegelenks eine Manschette an und staut damit das Blut. Dabei zeichnet das Gerät die Zunahme des Wadenumfanges auf. Danach wird die Manschette am Oberschenkel ganz schnell gelockert. Dabei wird die Abnahme des Beinumfanges gemessen. Das wieder ermöglicht eine genaue Messung des Blutstromes in Richtung zum Herzen. Ist ein Abflusshindernis im tiefen Venensystem vorhanden – etwa eine Thrombose – dann fließt das Blut entsprechend langsamer.

◆ Schließlich gibt es bei den ärztlichen Untersuchungsmethoden zum Feststellen einer Venenschwäche oder Venenerkrankung die Phlebographie. Dabei wird im Rahmen einer Röntgenuntersuchung ein Kontrastmittel gespritzt. Man kann dann die tiefen und die oberflächlichen Venen genau erkennen und analysieren. Diese Methode wird dann angewendet, wenn die anderen Möglichkeiten keine überzeugende und klare Diagnose ergeben haben.

Der Vorteil der Phlebographie besteht darin, dass sogar ganz kleine Blutgerinnsel in den tiefen Venen exakt erkannt werden können: Wo haben sie stattgefunden und wie weit haben sie sich ausgedehnt. Sehr oft kann man daraus auch ganz genau ersehen, wie lange bereits eine Beinvenenthrombose vorliegt. Das ist deshalb so wichtig, weil die gefürchtete Lungenembolie die Folge einer tief liegenden Thrombose ist. Außerdem gibt die Röntgenuntersuchung oft auch wichtige Informationen für eine eventuell notwendige Operation von Krampfadern.

◆ Es gibt natürlich auch noch viele andere, spezielle Diagnoseverfahren für bestimmte Krankheitsformen der Venen. Sie werden vor allem in Spezialkliniken angewendet. Die oben angeführten Diagnose-Möglichkeiten kann ein erfahrener Arzt, wenn er die Geräte besitzt, in seiner Praxis durchführen.

◆ Bevor allerdings diese Geräte und Apparaturen zum Einsatz kommen, ist es notwendig, dass Arzt und Patient ein ausführliches, offenes Gespräch führen.

Grundsätzlich sollte jeder, der erste Venenbeschwerden erkennt, zu seinem Hausarzt gehen. In vielen Fällen kann er bereits helfen. Hautärzte und Internisten sind sehr oft auch auf die Diagnose und Therapie von Venenleiden spezialisiert.

Alle Venenexperten, die man in der Medizin Phlebologen nennt, sind mit allen modernen Methoden vertraut. Je früher Ihre Venenerkrankung festgestellt worden ist, desto besser sind die Chancen, erfolgreich etwas dagegen tun zu können.

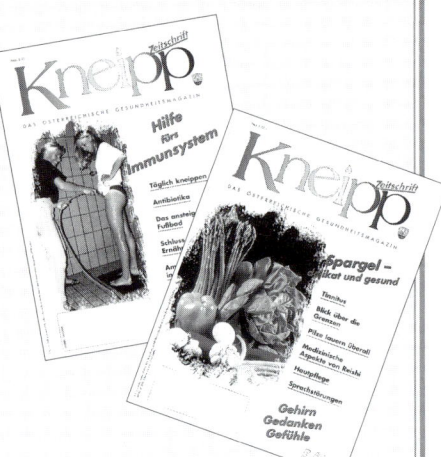

# Die verschiedenen Formen der Venenerkrankungen

Die Palette der Venenerkrankungen ist groß. Es gibt so viele verschiedene Formen. Alle sind unangenehm, vermindern die Lebensqualität und müssen behandelt werden, damit es zu keinen gefährlichen Spätfolgen kommen kann. Daher ist es gut, wenn man einen Überblick über die möglichen Venenprobleme hat.

## Besenreiser sind nicht immer harmlos

Besenreiser haben ihren Namen von einem Besen, wie er seit Jahrhunderten vorwiegend auf dem Land verwendet wird. Er wird aus Reisig, aus dünnem Zweigholz, gebunden. Bauern kehren damit Hof und Stall sauber. Bei der Stadtbevölkerung ist der Reiserbesen längst in Vergessenheit geraten. Da sich nun bei vielen Frauen und auch schon jungen Mädchen an den Beinen feine blaue Äderchen zeigen, die ähnlich wie die auseinander strebenden Reisigäste des Besens aussehen, so nennt man diese Störung Besenreiser.

Wenn die ersten zarten Besenreiser an den Beinen auftauchen, sind sie meist für das freie Auge kaum zu erkennen. Da muss man schon sehr genau hinschauen. Die rötlich-bläulichen erweiterten feinen Äderchen sind – genau definiert – feinste Venenverästelungen unter der Haut. Ganz besonders tauchen sie an den Fußknöcheln sowie an den Innen- und Außenseiten der Oberschenkel auf.

Man sollte einige wenige Besenreiser sehr ernst nehmen und nicht bloß als kleines kosmetisches Problem ansehen. Denn: Die unschönen Äderchen können sich in relativ kurzer Zeit so stark vermehren, dass sie zu einem lästigen Problem werden.

Immer wieder wird die Frage gestellt: Sind die hässlichen Besenreiser harmlose Äderchen oder nicht?

Besenreiser entstehen sehr oft ohne ersichtlichen Grund. Die feinen, erweiterten Venenästchen sehen nicht schön aus, sind aber in vielen Fällen vollkommen harmlos. Zum Beispiel treten Besenreiser verstärkt bei vielen Frauen während einer Schwangerschaft auf und verschwinden danach meistens auch wieder.

Vorsicht ist allerdings dann geboten, wenn die Besenreiser auftauchen und nach längerer Zeit nicht wieder verschwinden. Sie sind dann sozusagen die Miniaturausgabe einer Krampfader und können ein erstes Anzeichen einer Venenerkankung sein. Daher muss man auch mit Besenreisern zum Arzt und sie untersuchen lassen.

Wenn nun der Arzt eine frühzeitige Venenschwäche feststellt, dann sollten Sie ein Trainingsprogramm starten, um die Venen vor weiterer Schädigungen zu schützen. Wenn Sie nämlich nichts tun, dann kann die Venenschwäche voranschreiten. Und eines Tages könnten sich zu den zarten, eher harmlosen Besenreisern richtige Krampfadern dazugesellen.

Es muss aber an dieser Stelle ein viel verbreitetes Missverständnis aufgeklärt werden. Aus den Besenreisern selbst können keine Krampfadern werden. Es können sich aus den Besenreisern niemals sackartig ausgeweitete dicke, geschlängelte Adern bilden. Bei den Besenreisern handelt es sich lediglich um die Erweiterung kleinster Venen in den äußersten Hautschichten. Man könnte von »Krampfäderchen« sprechen. Besenreiser können auf ein schwaches Bindegewebe hinweisen. Sie sind damit ein Warnsignal, dass die Neigung zur Bildung von Krampfadern in den tiefer unter der Haut liegenden Venen besteht.
Besenreiser lösen auch keine Durchblutungsstörungen aus. Sie können auch keine Venenentzündung verursachen.

Wenn Sie Ihre Besenreiser loswerden wollen, dann müssen Sie sich an einen erfahrenen Arzt wenden. Es gibt verschiedene Möglichkeiten:

◆ Sie können die Besenreiser veröden lassen. Man nennt das Sklerosieren. In die Venen wird ein Verödungsmittel gespritzt. Dieses erzeugt eine künstliche, begrenzte Entzündung der Venenwände.

Dadurch wird die zarte, feine Vene verklebt. Damit wird das Blutgefäß ausgeschaltet, es kann kein Blut mehr transportieren. Man muss allerdings wissen: Die Methode schützt nicht vor der Entstehung von neuen Besenreisern.

◆ Relativ neu ist die Lasertherapie gegen Besenreiser. Durch die konzentrierte Hitzeeinwirkung des Lasers wird die zarte Venen regelrecht zugeschweißt. Es ist jedoch nicht jedes Lasergerät zur Behandlung von Besenreisern geeignet. Deshalb muss man diese Therapie ausschließlich von einem erfahrenen Venenspezialisten, der schon lange mit Laser arbeitet, durchführen lassen. Nur er kann mit dem richtigen Laser ein kosmetisch zufrieden stellendes Ergebnis liefern.

◆ Dann gibt es noch die Elektrokaustik. Für einige Zehntelsekunden wird mit einer Spezialnadel ganz gezielt Hitze an die Besenreiser herangeführt. Die feinen, kleinen Venen werden im Grunde genommen verkocht. Der behandelte Patient verspürt dabei nur ein leichtes Pieksen oder Stechen.

Auch bei den Besenreisern gilt das Motto »Vorbeugen ist besser als heilen«. Wenn in einer Familie Besenreiser und andere Venenprobleme vorliegen, dann muss man damit rechnen, dass eine genetische Veranlagung vorhanden ist. Und dann sollte man bestimmte Vorsichtsmaßnahmen beachten: Meiden Sie grundsätzlich starke Wechselreize von Heiß auf Kalt und umgekehrt.

Von Wechselduschen und Saunagängen ist abzuraten. Kalte Knie- oder Schenkelgüsse oder kurze kalte Fußbäder hingegen sind zu empfehlen.

# Bei Venenentzündungen:
# Füße an die Wand!

Vor allem Menschen, die viele Stunden stehen, sind besonders gefährdet, an einer Venenentzündung – in der Medizin Phlebitis genannt – zu erkranken. Wenn man steht, ist der Druck der Blutsäule auf die Beinvenen besonders groß. Dieser Druck schädigt die Innenwände der Venen. Es bilden sich Ausbuchtungen. Die Venenklappen werden funktionsuntüchtig. Bei einer vorhandenen Bindegewebsschwäche, bei Übergewicht und in der Schwangerschaft können sich die Venen leicht entzünden.

Man unterscheidet in der Medizin zwischen einer tiefen Venenentzündung und einer oberflächlichen Venenentzündung. Die tiefe betrifft die Venen, die tief in den Muskelgruppen des Beines liegen. Die oberflächliche Venenentzündung – auch Varikophlebitis genannt – betrifft die Venen, die unter der Haut verlaufen.

Wenn durch die Entzündung in der Venenwand ein Blutgerinnsel entsteht, spricht man von einer Thrombophlebitis. Bei der tiefen Venenentzündung besteht fast immer auch eine Thrombose, eine so genannte Phlebothrombose.

Vor allem gereizte und bereits beschädigte Venen neigen sehr leicht zu Entzündungen. Dazu muss man wissen: Die oberflächlichen Venen können in seltenen Fällen auch durch Injektionen oder durch Insektenstiche beschädigt werden.

Die häufigste Ursache für eine Schädigung der Venenwände und damit auch für die Entzündung ist die Entstehung von Krampfadern und der damit verbundene Blutstau.
In überdehnten Venenabschnitten sinkt die Strömungsgeschwindigkeit des Blutes rapid. Dadurch sammeln sich weiße Blutkörperchen – die Leukozyten – und viele Blutplättchen an und senden Entzündungsbotenstoffe aus. Auf diese Weise werden wieder neue Leukozyten angelockt. Die Entzündung breitet sich an der gereizten Venenwand rasch aus.

Die typischen Symptome für eine Venenentzündung: Anschwellen der Beine, oft verbunden mit Schmerzen entlang der Vene, Rötung und Erwärmung der Haut bei einer oberflächlichen Vene, Muskelkrämpfe, erhöhte Müdigkeit, ein brennendes Gefühl in den Beinen, Juckreiz, Ekzeme oberhalb des Knies.

Die tiefe Venenentzündung entwickelt sich – im Gegensatz zur oberflächlichen Venenentzündung – sehr oft schleichend und ohne typische Beschwerden. Das Gefährliche dabei ist, dass die Entzündung zuerst vollkommen unentdeckt bleibt und daher ungehindert fortschreiten kann.

Die Venenentzündung muss ärztlich betreut werden. Die oberflächliche Entzündung muss deshalb so früh wie möglich behandelt werden, damit sie sich nicht weiter ausdehnen kann und nicht auf die tiefen Beinvenen übergreift. Außerdem hinterlassen oberflächliche Venenentzündungen sehr oft harte Venenstränge und hässliche, braune Hautveränderungen. Außerdem besteht immer die Gefahr, dass sich ein Blutpfropfen bildet und die Vene verstopft.

Der Patient kann selbst unterstützend sehr viel gegen die Schmerzen und gegen das Leiden als solches tun:

◆ Entlasten Sie die Beine mehrmals am Tag. Machen Sie zwischendurch – nach Absprache mit dem Arzt – folgende Übungen: Wippen Sie auf den Zehenspitzen auf und ab. Stellen Sie sich auf einem Bein hin und schlagen Sie mit der Ferse des anderen Beines gegen Ihr Gesäß. Lagern Sie die Beine hoch, so oft es geht. Eine sehr wichtige Übung: Legen Sie sich mit dem Rücken auf den Boden und stützen Sie die Füße im Winkel von 90 Grad an der Wand ab. Es ist deshalb so wichtig, dass die Beine regelmäßig bewegt werden, damit sich die Entzündung nicht ausbreitet und damit kein Blutgerinnsel entstehen kann.

◆ Sprechen Sie mit dem Arzt, ob es nicht sinnvoll wäre, vorübergehend einen Stützverband und danach für längere Zeit Kompressionsstrümpfe zu tragen, die der Apotheker individuell anmisst. Es verschwindet nämlich eine oberflächliche Venenentzündung relativ rasch, wenn das Bein durch eine Kompressionstherapie unter Druck gesetzt wird. Wichtig dabei ist, dass die Beine viel bewegt werden.

◆ Stellen Sie Ihr Bett am Fußende ein paar Zentimeter höher. Dann kann im Liegen das Blut leichter von den Beinen zurückfließen. Sie dürfen das allerdings nicht tun, wenn Sie an Reflux leiden, ein Schnarcher sind oder wenn Sie ein Herzproblem haben.

◆ Achten Sie auf einen geregelten Stuhlgang.

Die Medizin setzt heute gegen die Venenentzündung Enzympräparate in Tablettenform aus der Apotheke ein. Aber auch andere Medikamente, welche die Fließeigenschaften des Blutes verbessern und die Venenwände abdichten. Sie sorgen dafür, dass die entzündlichen Reaktionen in den Venenwänden schneller abklingen.

Und noch eines ist ganz wichtig: Auf keinen Fall darf sich der Patient mit einer Entzündung im oberflächlichen Venensystem ins Bett legen. Damit würde der Transport des Blutes zum Herzen noch mehr erschwert werden.

Eine tiefe Venenentzündung ist eine ernste Sache und wird im Krankenhaus behandelt. Immer ist eine Gerinnselbildung damit verbunden und somit drohen auch gefährliche Komplikationen: Lungenembolie und Lungeninfarkt. Als Sofortmaßnahme werden Stützverbände angelegt. Der Thrombose wird medikamentös oder operativ zu Leibe gerückt (siehe Seite 40).

# Mit Holunderbeeren gegen Krampfadern

Haben Sie sich schon einmal darüber Gedanken gemacht, woher der Name Krampfadern kommt? Da stimmt vieles nicht: Erstens handelt sich dabei um kranke Venen. Und zweitens hat man dabei in den Blutgefäßen keinen Krampf. Der Patient hat vielleicht öfter Wadenkrämpfe. Aber dieses krampfartige Zusammenziehen der Wadenmuskulatur ist höchstens eine Begleiterscheinung, aber kein Verursacher der Krampfadern.

Die Erklärung ist ganz einfach: Das Wort Krampfadern kommt gar nicht von Krampf. Es geht vielmehr auf das altdeutsche Wort »Krump-Ader« zurück, was soviel heißt wie »krumme Ader«. Und das Wort Ader entstand zu einer Zeit, in der man noch nicht zwischen Adern und Venen unterscheiden konnte. Ja, und krumm sind die oberflächlichen Venen tatsächlich, weil die Venenwände überdehnt worden sind und daher Verdickungen und Ausbuchtungen haben. Die kranke Vene schlängelt sich in Krümmungen dahin, weil sie zu lang geworden ist. Sie wird daher als bläuliches, krummes Blutgefäß unter der Haut sichtbar.

Krampfadern nennt man in der Medizin auch Varizen. Hat jemand sehr viele oder sehr lange Krampfadern am Bein, dann spricht man von einer Varikosis. Krampfadern sind das auffallendste und häufigste Anzeichen dafür, dass die oberflächlichen Venen krank sind und daher nicht mehr einwandfrei funktionieren.

Menschen mit Krampfadern haben nicht nur dünne Venenwände, sondern auch eine verringerte Fähigkeit, den Blutgerinnungsstoff Fibrin abzubauen. Dieser Stoff wird vom Körper in der Nähe der Gefäßwände gelagert, und zwar aus Vorsichtsmaßnahme gegen Verletzungen und Blutungen. Das hat aber böse Folgen: Es kommt an diesen Stellen rasch zu Verklumpungen und zu Durchfluss-Störungen des Blutes. Bei Krampfadern müssen daher zwei wesentliche Dinge bedacht werden. Man muss die Venenwände stärken. Und man muss den Fibrinspiegel senken, damit das Zusammenklumpen des Blutes verhindert wird.

Krampfadern müssen von einem erfahrenen Venenarzt behandelt werden. Er hat verschiedene Möglichkeiten:

◆ Er verordnet dem Patienten Kompressionsverbände oder Kompressionsstrümpfe. Die Strümpfe werden heute individuell und nach Maß angefertigt. Der Ansprechpartner dafür ist der Apotheker. Auf den Vorteil der heutigen, modernen Kompressionsstrümpfe werde ich im Verlauf des Buches noch genauer eingehen. Die Kompressionsstrümpfe üben einen ganz speziellen, unterschiedlich starken Druck auf das Bein aus und pressen das Gewebe nach einem ganz bestimmten System zusammen. Dadurch wird der Blutfluss normalisiert. Die Venenklappen können wieder besser schließen.

Viele werden jetzt fragen: Wann ist ein Kompressionsverband, wann sind Kompressionsstrümpfe notwendig? Der Verband wird heute nur bei schweren Krampfaderleiden angelegt, wenn es bereits zu Hautveränderungen gekommen ist. Die Kompressionsstrümpfe eignen sich dafür, die Lebensqualität des Betroffenen zu verbessern und ein Fortschreiten der Erkankung zu verhindern. Die Strümpfe sind für viele Ärzte die wichtigste Grundlage der Krampfadertherapie. Sie haben inzwischen auch ihren Schrecken verloren. Die Zeiten der hässlichen Gummistrümpfe sind längst vorbei. Heute sehen Kompressionsstrümpfe aus der Apotheke durch das elastische Varilindgewebe schick und modern aus, wie aus einem Modeladen.

Die typischen Krampfaderbeschwerden, dicke, schwere, müde und schmerzende Beine, können stark reduziert werden oder verschwinden oft völlig. Schlimme Spätfolgen können vermieden werden. Eines ist wichtig: Die Strümpfe müssen konsequent getragen werden.

◆ Der Arzt wird gegen die Krampfadern auch Venenmedikamente einsetzen. Die medikamentöse Hilfe ist wichtig, weil die Venenwände damit gestärkt und die Beine kühl gehalten werden können.

◆ Es gibt auch die Möglichkeit der Verödung, auch Sklerosierung genannt. Dabei spritzt der Arzt ein Verödungsmittel in die Venen. Die Venenwände verkleben, das Blut sucht sich einen anderen Weg über gesunde Venen. Man kann allerdings nur kleinere Krampfadern veröden oder solche, die nach einer Operation als Restadern zurückgeblieben sind.

◆ Man kann Krampfadern auch operativ entfernen. Denn sie bilden sich nicht von selbst zurück. Bei sehr ausgeprägten Formen ist das sehr zu empfehlen. Es gibt viele moderne Operationsmethoden. Wer sich für einen solchen Eingriff entscheiden muss, sollte sich daher vorher genau erkundigen und mit verschiedenen Ärzten sprechen. Am meisten verbreitet ist das Venenstripping. Der Arzt macht in der Vene einen kleinen Einschnitt, führt dort eine biegsame Metallsonde ein und zieht damit die Venen aus dem Gewebe. Nach der Operation muss der Patient noch einige Zeit Kompressionsstrümpfe tragen. Die wichtigste Voraussetzung für die Operation ist allerdings, dass die tiefen Beinvenen einwandfrei funktionieren.

Ein operativer Eingriff wird vor allem dann notwendig, wenn die Beine jeden Abend nach der Arbeit schmerzen und sich taub anfühlen, wenn sie ständig geschwollen sind und wenn es zu Blutungen kommt.

Und das kann der Betroffene selbst tun, wenn er an Krampfadern leidet:

◆ Interessant ist, was britische Ärzte herausgefunden haben: Yoga-Übungen fördern bei Krampfadern den Blutrückfluss. Folgende Übung hat sich seit Jahren bewährt: Legen Sie sich in Rückenlage auf den Boden. Positionieren Sie die Beine in einem rechten Winkel auf einem Stuhl, der vor Ihnen steht. Lassen Sie die Arme entspannt neben sich auf dem Boden liegen. Nun atmen Sie 10 Minuten lang langsam und tief aus dem Bauch heraus. Machen Sie diese Übung jeweils zweimal am Morgen und am Abend.

◆ Wichtig ist auch, dass Sie jeden Tag eine aktive Entspannung der Beine durchführen. Diese funktioniert folgendermaßen: Legen Sie sich auf den Rücken. Heben Sie die Beine an. Beugen und strecken Sie 10-mal die Fußgelenke. Danach lassen Sie die Füße ruhen, beugen und strecken dann aufs Neue, insgesamt 5-mal hintereinander.

◆ Kneippgüsse können das Leben mit Krampfadern sehr erleichtern. Alles Wichtige und Wissenswerte über die Kneippbehandlungen erfahren Sie im Kapitel »Mit Wasseranwendungen gegen Venenprobleme« (Seite 85).

◆ Auch die Anwendung von australischem Teebaumöl kann Erleichterung bringen. Geben Sie 20 Tropfen ins Badewasser. Oder massieren Sie die Beine ganz vorsichtig und sanft mit einem speziellen Massageöl, das Sie aus 100 Milliliter Mandelöl, Avocadoöl oder Olivenöl mit 100 Tropfen Teebaumöl selbst herstellen.

Wichtig ist auch zu wissen, was man bei einer deutlichen Veranlagung für Krampfadern selbst tun kann.

◆ Tanken Sie reichlich Vitamin C, denn dieses Vitamin stärkt die Venenwände. Besonders reich an Vitamin C sind Holunderbeeren, Kiwis, Zitronen, Orangen, Grapefruits, Paprikaschoten, Sauerkraut und rohe Petersilie.

◆ Bauen Sie oft Zwiebel und Knoblauch in Ihren Speiseplan ein. Die Inhaltsstoffe dieser beiden Naturprodukte reduzieren die Produktion von Gerinnungsstoffen im Blut. Sie machen das Blut flüssiger, sodass es die Venen besser und schneller passieren kann. Man kann dafür auch Enzympräparate aus der Apotheke einnehmen.

◆ Gehen Sie regelmäßig schwimmen. Auch Wassergymnastik oder Spazierengehen sind empfehlenswert.

◆ Reduzieren Sie Übergewicht. Zu viele Kilos machen schädlichen Druck auf die Blutgefäße in den Beinen.

◆ Führen Sie das obligate Venentraining durch, das ich Ihnen im Detail vorstellen werde (siehe Seite 65 ff.).

# Thrombosegefahr:
# Wenn die Vene verstopft ist

Die Thrombose im Bein ist ein teilweiser oder vollkommener Verschluss einer Vene durch ein Blutgerinnsel. Zu dieser gefährlichen Verstopfung kommt es, weil die Fließgeschwindigkeit des Blutes stark herabgesetzt ist. Das wirkt sich in den krankhaft erweiterten Abschnitten der Blutbahn – also in der Krampfadern – verhängnisvoll aus.

Es kommt im geschwächten Venensystem zu einem Stau der zusammengeklebten Blutplättchen. Die überdehnten Venenwände sind besonders anfällig für Verletzungen und Entzündungen. Und genau an diesen Schwachstellen setzen sich die verklumpten Blutplättchen besonders gern ab. Sie wollen sich speziell an rauen Oberflächen zusammenballen. Außerdem geben die Blutplättchen Stoffe ans Blut ab, welche die Blutgerinnung erst so richtig fördern.

Und so wird aus vielen locker zusammengefügten Pfropfen im Blut an der Venenwand ein fester Thrombus, den man sich wie einen harten Knäuel vorstellen muss. Das Wort Thrombus kommt aus dem Griechischen und bedeutet soviel wie »geronnene Blutmasse«. Der Thrombus besteht aus geronnenem, verklumptem Blut. Nomalerweise ist das an der Hautoberfläche ein schützender, gewünschter Vorgang, weil so ein Blutgerinnsel eine Wunde verschließt, sozusagen als körpereigener Reparaturdienst. Damit wird eine Übergangslösung geschaffen, bis die Zellen aus der Umgebung die Aufgabe übernehmen und zu Ende bringen. In den Venen jedoch ist die Blutgerinnung eine krankhafte und verhängnisvolle Veränderung.

Die Gefahr einer Thrombose droht vor allem bei oder nach einer Venenentzündung, bei Blutgerinnungsstörungen, nach zu langem, regungslosem Sitzen, zum Beispiel bei Langstreckenflügen, bei Bus- oder Autoreisen, durch zu enge, abschnürende Kleidung, durch zu langes Liegen während einer Krankheit oder nach einer Operation, aber auch nach Verletzungen und Unfällen an den Beinen. Es kann aber auch zu einer Thrombose kommen, wenn der Betroffene zu wenig Flüssigkeit aufnimmt. Sehr oft aber tritt die Erkrankung auch auf, wenn untrainierte Menschen – angeregt durch die Fitnesswelle – übertrieben Freizeitsport absolvieren. Typisches Beispiel: eine anstrengende Bergtour.

Eine Thrombose kann in den tiefen, aber auch in den oberflächlichen Venen auftreten. Besonders gefürchtet ist die tiefe Venenthrombose, weil das Gerinnsel in die Lungen verschleppt werden und zu einer Lungenembolie führen kann. Das Blutgerinnsel löst sich in diesem Fall von der Venenwand, gelangt mit dem Blutstrom in Richtung Herz und von dort in die Lunge. Erst hier bleibt der Thrombus in den feinen Äderchen hängen. Auf dem Weg dahin hat er jedoch meistens freie Bahn, weil die Venen zum Herzen hin immer weiter werden. Die Verstopfung eines Blutgefäßes in der Lunge kann sogar zum Tod führen.

Aber auch, wenn das Schlimmste verhindert werden konnte: Die Thrombose verschwindet nicht spurlos. Sie hinterlässt Folgen. Die meisten Betroffenen leiden dann am so genannten postthrombotischen Syndrom, kurz PTS genannt. Die Haut der Beine zeigt typische Verfärbungen, die Krampfadern werden stärker und häufiger, das Bein ist mehr geschwollen als vorher.

Und so merkt der Betroffene, dass er an einer Venenthrombose leidet:

◆ Zuerst tritt ein ziehender Schmerz im Bein auf, der nach einigen Tagen von einer Schwellung begleitet wird.

◆ Die Haut im Unterschenkelbereich und im Knöchelbereich verfärbt sich rötlich-blau, verursacht durch einen Blutstau.

◆ Die Haut glänzt und fühlt sich mitunter erwärmt an.

◆ Mitunter treten am Schienbein neue, prall gefüllte Venen hervor.

◆ Sehr oft treten Schmerzen mit rheumaartigem Charakter auf. Aber auch Husten und Pressen – etwa beim Stuhlgang – können starke Schmerzen in den Beinen auslösen.

◆ Am Knöchel sammelt sich Wasser im Gewebe.

◆ Je nach Lage und Größe der Thrombose sind die Beschwerden aber recht unterschiedlich. Das Blutgerinnsel kann sich ganz allmählich und unbemerkt entwickeln. Es kann aber auch sehr schnell wachsen und Schmerzen verursachen. Wenn zum Beispiel das Blut bei einer Venenthrombose genügend Abflusswege im Venennetz findet, sind die Beschwerden zuerst nur sehr schwach ausgeprägt.

Die ärztliche Behandlung der Venenthrombose hängt von verschiedenen Faktoren ab. Wichtig ist die Krankengeschichte des Patienten, ob er schon früher einmal Thrombosen hatte. Entscheidend ist auch die Lage des Thrombus, ob er tief oder oberflächlich liegt.

Und dann ist natürlich auch der Allgemeinzustand des Patienten wichtig. Ein ganz besonders wesentlicher Faktor ist, dass man bei den ersten Symptomen sofort den Arzt aufsucht.

Und das sind die medizinischen Behandlungsmöglichkeiten bei einer Venenthrombose:

◆ Mit der Lysetherapie wird das Blutgerinnsel aufgelöst. Je früher der Thrombus entdeckt wird, desto besser sind die Chancen. Der Arzt spritzt ein Medikament in die Venen. Ganz bestimmte Substanzen aktivieren das so genannte fibrinolytische System. Das bedeutet: Es wird der übersteigerten Blutgerinnung massiv entgegengewirkt. Die Behandlung kann nur im Krankenhaus durchgeführt werden.

◆ Dann gibt es die Antikoagulantien, das sind Medikamente, welche die Gerinnungsneigung des Blutes hemmen und dadurch das Wachstum des Thrombus verhindern. Der Unterschied zur Lysetherapie: Der Arzt kann mit Hilfe der Antikoagulantien ein bereits bestehendes Blutgerinnsel nicht auflösen, sondern nur am Weiterwachsen hindern.

◆ In jenen Fällen, in denen das Blutgerinnsel mit Medikamenten nicht aufgelöst werden kann, muss der Chirurg die operative Entfernung des Blutpfropfens vornehmen. Man spricht von einer Thrombektomie. Bei einer oberflächlichen Venenthrombose durchtrennt der Arzt mit einem Skalpell die Haut und die Venenwand und drückt dann das Blutgerinnsel einfach heraus. Da die Vene gleichzeitig meistens auch entzündet ist, müssen zusätzlich Medikamente eingesetzt werden. Bei einer tiefen Venenthrombose im Bein werden unter Allgemeinnarkose oder örtlicher Betäubung mit Hilfe eines Katheders in der Leistenvene die Becken- oder Oberschenkelvenen gesäubert. Das Blutgerinnsel wird aus den Venen durch fest elastische Wickel ausgepresst. Damit es nicht erneut zu einer Thrombose kommt, wird 3 Monate lang eine Verbindung zwischen der Vene und einer Arterie angelegt. Die Behandlung mit einem Blutgerinnungsmittel wird weiter fortgeführt. Außerdem muss der Patient nach dem Eingriff lange Zeit Kompressionsstrümpfe tragen. Der Druck der Strümpfe verbessert nicht nur den Blutfluss, sondern kann auch verhindern, dass ein weiteres Blutgerinnsel von der Venenwand abreißt. Auf jeden Fall muss der Patient nach einer Thrombose die Venen in regelmäßigen Abständen immer wieder untersuchen lassen.

Ist die Thrombosebehandlung so gut wie abgeschlossen, muss der Betroffene selbst einiges tun. Denn man darf eine geheilte Thrombose nicht zu leicht nehmen. Die Gefahr, dass sich neuerlich Thrombosen bilden, ist groß. Deshalb muss jede Anweisung des Arztes genau befolgt werden: Also die Medikamente regelmäßig einnehmen und weiterhin Kompressionsstrümpfe tragen.

So können Sie einer erneuten Thrombose vorbeugen: Treiben Sie regelmäßig Sport: Schwimmen, Rad fahren, Gymnastik. Duschen Sie Ihre Beine öfter kalt ab. Legen Sie sie so oft es geht hoch. Ernähren Sie sich ballaststoffreich mit Vollkorn, Obst und Gemüse. Bauen Sie überschüssige Kilos ab. Tragen Sie keine engen Schuhe und einengenden Kleidungsstücke. Meiden Sie Hitzeeinwirkung auf die Beine.


# Das offene Bein – eine schlimme Spätfolge

Eine oft vermeintlich harmlose Venenerkrankung kann verhängnisvoll enden, wenn sie gar nicht oder wenn sie jahrelang unzureichend behandelt wird. Es kommt meistens durch ein Krampfaderleiden der oberflächlichen Venen oder durch ein Blutgerinnsel in den tiefen Beinvenen zu einer Blutstauung. Die Venen können das verbrauchte Blut nicht mehr ausreichend zum Herzen zurücktransportieren. Es wird gestaut und drückt immer stärker gegen die Venenwände. Diese werden überdehnt und beschädigt.

Damit werden sie aber auch durchlässiger. Flüssigkeit tritt ins umliegende Gewebe aus. Es kommt zu Flüssigkeitsansammlungen, Ödeme genannt. Das Bein schwillt an. Die Versorgung der umliegenden Zellen mit Nährstoffen und der gesamte Stoffwechsel sind so stark beeinträchtigt, dass die Haut in Mitleidenschaft gezogen wird. Sie bildet sich zurück. Viele Zellen sterben ab.

An diesen Stellen – in den meisten Fällen am Knöchelbereich – entsteht ein Geschwür, die Folge eines Gewebsdefektes. Man spricht vom offenen Bein, in der Medizin Ulcus cruris genannt.

Schon lange, bevor sich dieses Geschwür bildet, lassen sich an der Haut Veränderungen feststellen: Blauverfärbungen und Pigmentveränderungen, das sind Einlagerungen von bräunlichen Farbstoffen in der Hautoberfläche. Gleichzeitig wird die Haut in den umliegenden Bereichen deutlich heller. Es können auch Flechten und Hautverdickungen auftreten. Zu alledem kommt oft ein starker Juckreiz.

Die Haut wird an manchen Stellen immer dünner und fängt auffällig zu glänzen an. Sehr oft genügt dann ein leichter Stoß, eine Wunde bricht auf und kann dann nur schlecht heilen. Sie vergrößert sich sehr schnell und breitet sich über den gesamten Knöchelbereich aus.

Das Geschwür selbst schmerzt oft gar nicht. Es behindert den Patienten aber erheblich und schränkt seine Bewegungsfreiheit ein. Denn wenn die Wunde dann endlich durch eine konsequente medizinische Behandlung geschlossen werden konnte, so kann sie bei der kleinsten Verletzung wieder aufbrechen und zum offenen Bein werden.

Im Grunde genommen müsste es heute bei vielen Menschen gar nicht mehr so weit kommen, dass ein offenes Bein entsteht. Wer schon beim ersten Anzeichen einer Venenerkrankung zum Arzt geht und seine Venen aktiv pflegt und trainiert, kann ein Unterschenkelgeschwür als Spätfolge vermeiden. Wenn Sie trotz allem eine offene Stelle am Bein entdecken, dann müssen Sie sofort Ihren Arzt darauf hinweisen. Je früher ein Ulcus cruris behandelt wird, desto besser sind die Heilungschancen. Allerdings muss man Geduld haben. Es dauert meist Wochen oder gar Monate, bis die offene Wunde wieder zuheilt.

Wenn das offene Bein erfolgreich behandelt werden soll, muss vor allem auch die Ursache für die Geschwürbildung beseitigt werden.

Das wesentliche Ziel der Behandlung ist es daher, den Abtransport des Blutes durch die Venen zu verbessern. Auch da spielt wieder die Kompressionsbehandlung eine ganz wesentliche Rolle. Beim offenen Bein legt der Arzt meist einen speziellen Kompressionsverband in mehreren Schichten an. Je nach Ausdehnung und Aussehen des Geschwürs müssen mitunter auf die Wunde selbst Salben und medizinischer Puder aufgetragen werden, damit der Wundverschluss gefördert werden kann. Zur Unterstützung der Kompressionsbehandlung werden meist auch Medikamente gegeben. Es müssen Wirkstoffe sein, welche die Venenwände abdichten und den Blutstrom verbessern können. So können Hautveränderungen und Geschwüre besser abheilen. Der Wirkstoff muss außerdem die Zellen des Gewebes vor schädigenden Einflüssen schützen.

Kommt es im Zuge eines offenen Beines zu Flüssigkeitsansammlungen im Gewebe, zu einem Lymphödem, dann wird eine Lymphdrainage durchgeführt. Die angestaute Flüssigkeit wird mit einer speziellen Massagetechnik aus den Lymphgefäßen herausgestrichen. Heilt das Bein trotz dieser Behandlungsmethoden nicht zu, dann muss zusätzlich eine Hauttransplantation vorgenommen werden. Damit kann die Wunde endlich operativ geschlossen werden.

Auch beim offenen Bein gilt die Regel: Ohne aktive Mitarbeit des Betroffenen kann auch die beste Therapie nicht zum Erfolg führen. Der Patient muss seinen Teil zur Heilung beitragen. Das bedeutet: Die vorgeschrieben Behandlung des Arztes muss konsequent durchgeführt werden. Es muss ebenso konsequent die Venengymnastik durchgeführt werden. Diese kann nämlich bei einem leichteren Venenleiden die Entstehung des offenen Beines verhindern. Bei einem fortgeschrittenen Venenproblem besteht immer die Gefahr, dass sich ein Unterschenkelgeschwür entwickelt. Deshalb muss der Patient nach der Ausheilung eines offenen Beines ein Leben lang Gymnastik treiben, Kompressionsstrümpfe tragen und eventuell auch Medikamente einnehmen.

# Venentraining am Strand und im Schnee: Mit gesunden Beinen durchs ganze Jahr

Ist es Ihnen auch schon aufgefallen? Wann immer man einen Mitmenschen mit Venenproblemen trifft, so hört man: »Diese Jahreszeit ist ein besonders große Belastung für meine Beine!« Sie wollen wissen, zu welcher Jahreszeit das die meisten sagen? Ich verrate es Ihnen: im Frühling, im Sommer, im Herbst und im Winter. Tatsache ist nämlich: Wer schwache Venen hat, wer zu einer Venenerkrankung neigt, der hat von Januar bis Dezember Beschwerden und eine verminderte Lebensqualität, wenn er sich nicht entsprechend medizinisch betreuen lässt.

Es ist für jeden Betroffenen wichtig, dass er rund ums Jahr ein sorgfältiges Venentraining durchführt, dass er zu jeder Jahreszeit ganz bestimmte Gefahren beachtet, ihnen mit gezielten Maßnahmen vorbeugt und diese auch konsequent ausführt. Ebenso wichtig ist es auch, dass man für ganz bestimmte Lebenssituationen die richtigen Verhaltensregeln, Rezepte und Übungen kennt.

## Mit gesunden Beinen durch den Frühling

Nach einem langen, kalten Winter leiden viele Menschen an schweren, müden Beinen. Man spricht auch von »Winterbeinen«. Eine der Hauptursachen ist die mangelnde Bewegung während der zurückliegenden Monate. Deshalb ist es höchste Zeit, dass mit dem Beginn des schönen Wetters ein Frühlingsprogramm für die Venen gestartet wird. Hier die wichtigsten Maßnahmen zum Einstieg in die schöne Jahreszeit:

◆ Sie brauchen jetzt täglich einen »Kaltstart« in den Tag. Das heißt: Sie müssen jeden Morgen mit kalten Beingüssen (Wassertemperatur: 15 – 18 °C. Je kälter der Reiz, desto stärker die Reaktion) beginnen. Stellen Sie sich in die Badewanne oder in die Duschwanne und lassen Sie den kalten drucklosen, möglichst gebundenen Wasserstrahl zuerst über die rechten Zehen laufen. Dann führen Sie ihn langsam über den Fuß und außen am Bein bis hoch zum Knie. Dann führen Sie den kalten Wasserstrahl an der Innenseite des Beines wieder zurück zum Fuß.

Beginnen Sie immer mit dem rechten Fuß zuerst. Dann kommt der linke dran. Durch diesen Kältereiz am Morgen ziehen sich die Venen zusammen. Das Gefühl der müden Beine fällt weg.

◆ Dann sollten Sie im Rahmen Ihres Frühlingsprogrammes einige ganz gezielte Gymnastikübungen absolvieren: Marschieren Sie 10 Minuten lang barfuß am Stand. Ziehen Sie bei jedem Schritt das Knie bis in die Gürtelhöhe. Stellen Sie sich abwechselnd auf die Zehenspitzen und auf die Fersenballen. Heben Sie jeweils im Stehen ein Bein hoch und zeichnen Sie damit schwungvoll in der Luft die Form einer Acht. Diese Übung sollte 10-mal wiederholt werden.

◆ Achten Sie darauf, dass Sie im Laufe des Tages insgesamt in Summe 30 Minuten zu Fuß gehen. Erledigen Sie also möglichst viele Besorgungen ohne Fahrzeug. Sie können dabei auch viel besser die erste Frühlingssonne genießen.

◆ Trinken Sie jeden Tag mindestens 2 Liter Wasser oder ungesüßten Kräutertee. So wird das Blut, das über den Winter dicker geworden ist, dünnflüssig. Der Kreislauf bleibt in Schwung.

◆ Treiben Sie mindestens zweimal die Woche Freizeitsport. Was wäre, wenn Sie sich einmal mit Inlineskating anfreunden? Das ist eine ideale Sportart im Frühling für Menschen mit Venenbeschwerden. Die dynamische Aktivität der Beinmuskeln unterstützt die Venenfunktion. Und wenn Sie dazu Kompressionsstrümpfe tragen, die Ihnen der Apotheker angemessen hat, dann ist auch für den notwendigen Gegendruck von außen gesorgt. Einer Ausdehnung der Venen ist damit vorgebeugt.

Und eines sei gesagt: Inlineskating ist keine Frage des Alters. Das können Schüler ebenso erlernen wie Senioren. Man muss allerdings auf eine komplette Sicherheitsausrüstung mit Helm, Hand-, Ellenbogen- und Knieschützern achten.

◆ Wenn Sie im Park, auf einer Wiese, auf dem Balkon oder auf der Terrasse die erste Frühlingssonne genießen, nicht vergessen: Beine hochlagern!

◆ Tragen Sie zum Stärken etwas geschwächter Venen Stützstrümpfe und zur Therapie von Venenbeschwerden Kompressionsstrümpfe. Vor allem die Stützstrümpfe, die dem Bindegewebe von außen Halt geben, sind aus modernem Varilindgewebe nicht nur fein gewirkt und schauen aus wie modische Nylons, sondern es gibt sie transparent und blickdicht in modischen Frühlingsfarben. Aber auch die Kompressionsstrümpfe vom Apotheker stellen zur Mode keinen Kontrast dar, sondern erwecken heute längst nicht mehr den Eindruck von medizinischen Strümpfen. Sie sind ein topmodisches Accessoire. Und die vielen Farben ermöglichen es den Frauen, dass sie zu jedem Kostüm, zu jedem Kleid die passenden Strümpfe tragen und bewundernde Blicke auf sich lenken.

# Mit gesunden Beinen durch den Sommer

Im Sommer, wenn die Temperaturen steigen, sind empfindliche, schwache und kranke Venen besonders starken Belastungen ausgesetzt. In der heißen Jahreszeit wird die Neigung zu Blutstauungen und zu Beinschwellungen besonders gefördert. Wenn nun die Beine durch langes Stehen und Sitzen im Beruf und im Privatleben und zusätzlich noch durch Wärme belastet werden, dann treten verstärkt die typischen Venenbeschwerden auf: Spannungen, Schmerzen, Schwellungen. Sogar viele Menschen, die bisher in ihrem Leben noch keinerlei Probleme mit ihren Venen hatten, spüren im Sommer oft ganz plötzlich erste Anzeichen einer beginnenden Venenschwäche. Für viele ist es neu, dass die Beine anschwellen, dass es in den Beinen spannt und kribbelt.

Warum bekommt man nun im Sommer viel leichter Venenprobleme?

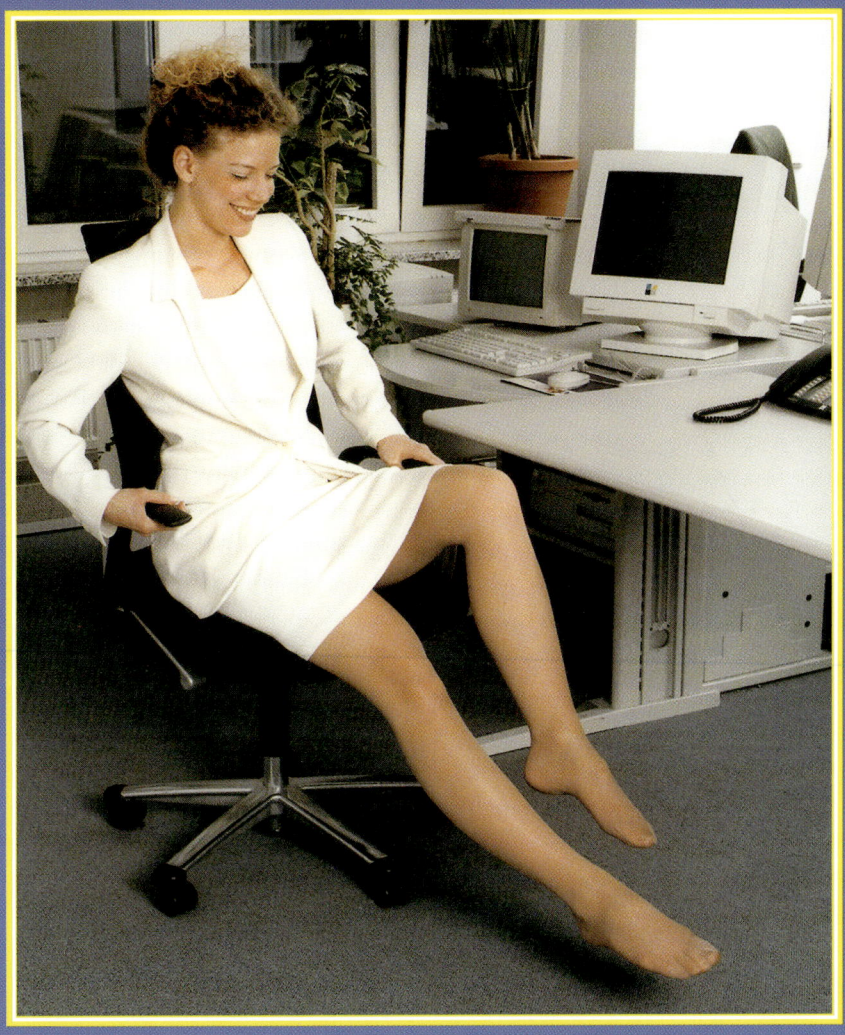

*Wer den ganzen Tag im Büro hinter dem Schreibtisch sitzt, muss zwischendurch Pausen machen und Fußgymnastik treiben. Bewegen Sie die Zehen, die Füße und die ganzen Beine. Machen Sie Radfahr-Bewegungen oder tun Sie so, als würden Sie ins Pedal einer alten Nähmaschine treten.*

*Lesen Sie Seite 20*

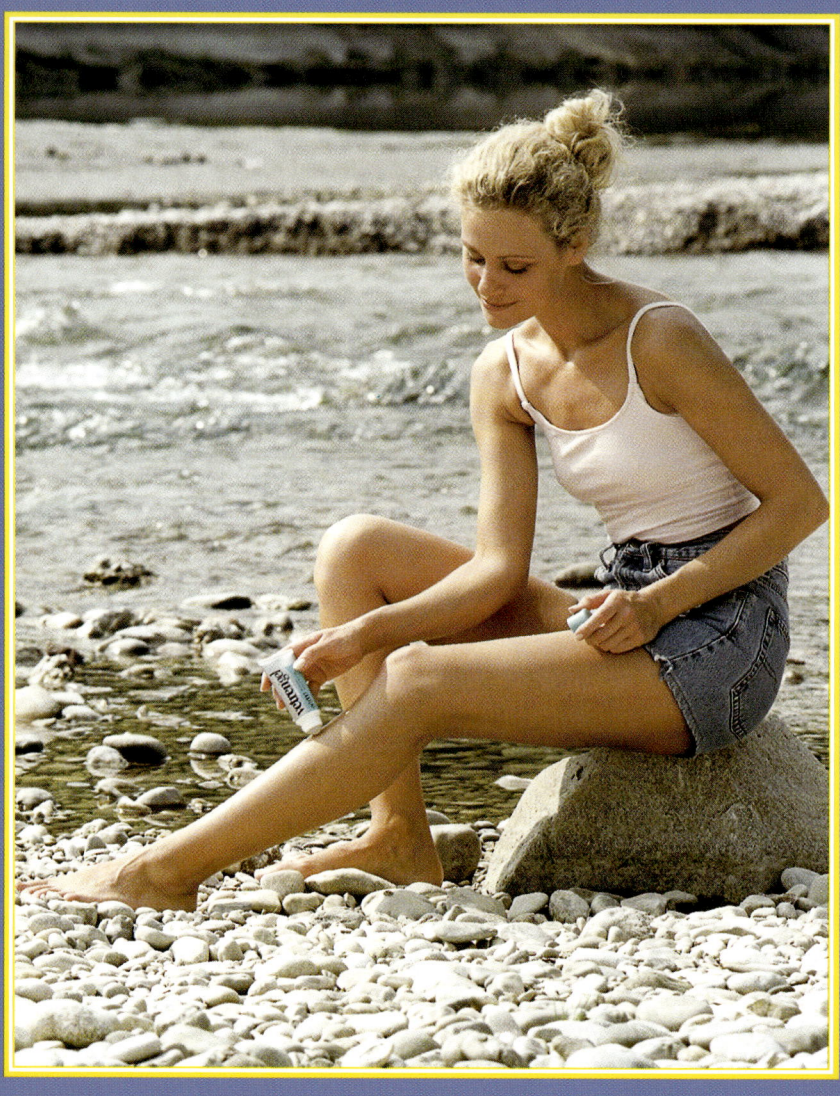

*In der sommerlichen Hitze brauchen Beine mit schwachen Venen eine hilfreiche Abkühlung. Ideal dafür: ein Roll-on-Stift mit einem kühlenden heparinhaltigen Vetren-Gel aus der Apotheke.*

*Lesen Sie Seite 48*

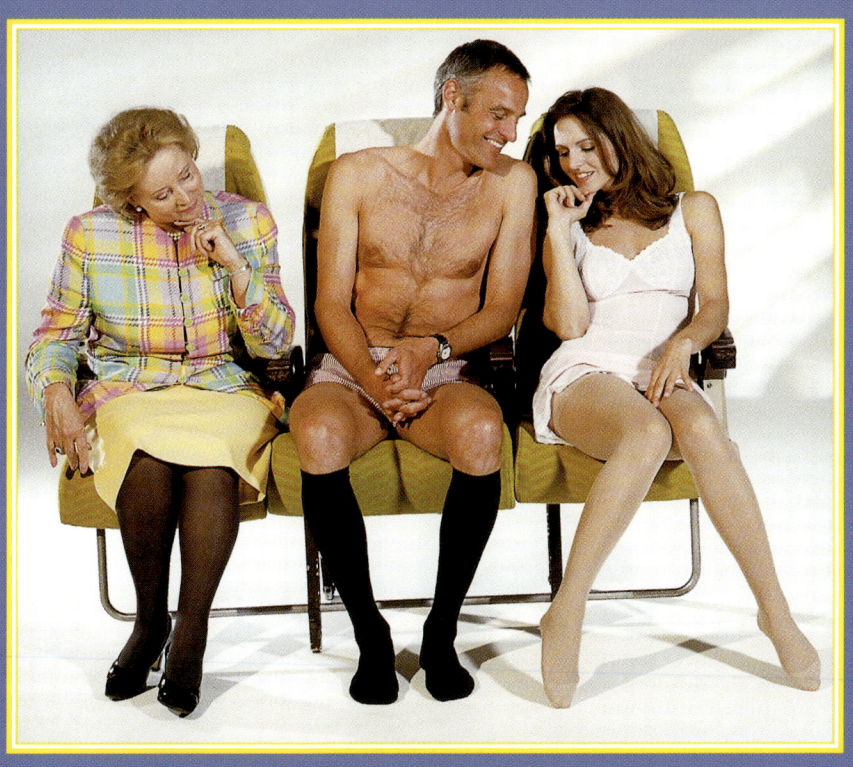

*Ein Blick unter die sichtbare Reisekleidung: Für einen Langstreckenflug sollte man die Beine vor Schwellungen, Stauungen und vor der Thrombosengefahr schützen. Die beste Möglichkeit für Frauen und Männer: das Tragen von Stütz- oder Kompressionsstrümpfen aus der Apotheke.*
*Für die Frauen gibt es Strumpfhosen, für den Mann Kniestrümpfe.*

*Lesen Sie Seite 50*

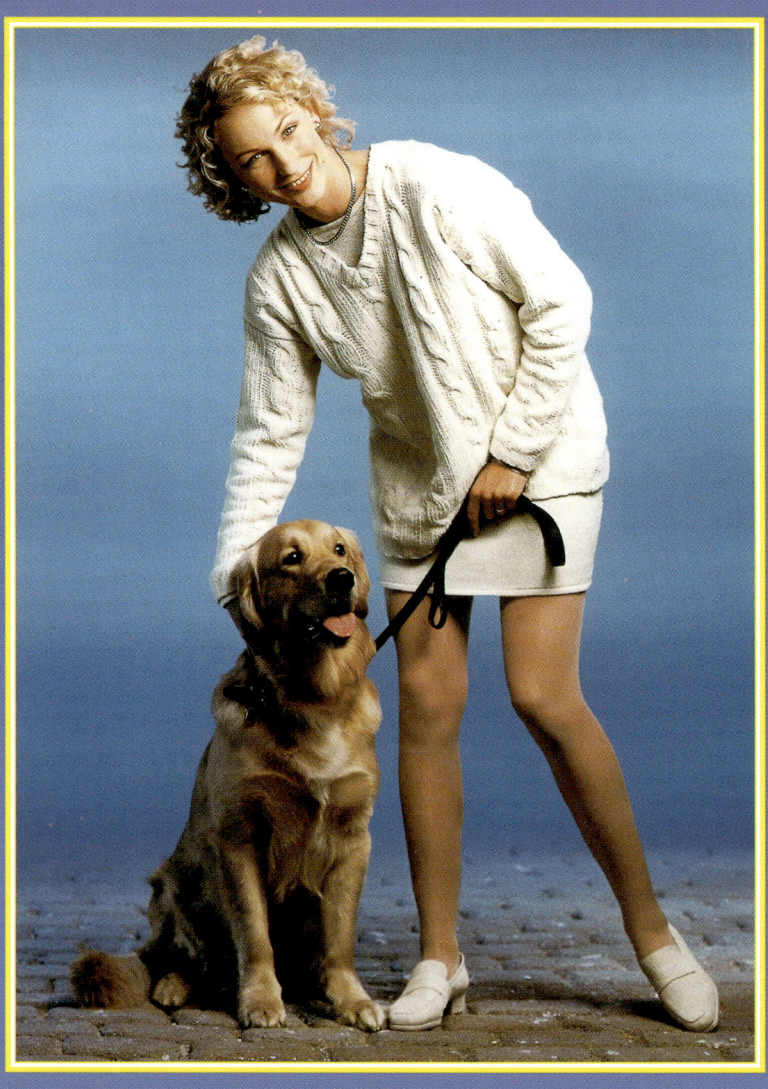

*Ausgedehnte Spaziergänge mit dem geliebten Vierbeiner durch die Natur sind Balsam für die Venen. Noch besser ist es, wenn man dabei Stütz- oder Kompressionsstrümpfe trägt. Das schafft von außen einen gesunden Gegendruck auf die Venen.*

*Lesen Sie Seite 52*

Die Wärme erweitert die Blutgefäße und erhöht damit die Neigung für Blutstauungen und Schwellungen. Der Abtransport des Blutes aus den Venen wird langsamer. Die Blutzirkulation wird stark gebremst oder gar gedrosselt. Dagegen kann man einiges tun. Es gibt wertvolle, einfache Maßnahmen gegen den drohenden sommerlichen Wärmestau in den Beinen:

◆ Duschen Sie Ihre Beine an heißen Tagen nicht nur morgens und abends, sondern mehrmals kalt: immer rechts beginnen, von unten nach oben. Nach Möglichkeit 3 bis 5 Minuten lang. Das ist vor allem bei sehr hohen Außentemperaturen ganz wichtig. Sie werden sich danach wohler fühlen und erfrischt sein. Die Blutzirkulation kann wieder normal einsetzen. Der Kältereiz fördert indirekt das Zusammenziehen der Venen. Das Blut kann nicht mehr versacken. Schwellungen und Stauungen werden gelöst.

◆ Tragen Sie ausschließlich luftige, leichte Kleidung, damit die Beine atmen können. Tragen Sie leichte, bequeme Schuhe.

◆ Vermeiden Sie direkte Sonnenbestrahlung der Beine. Damit können Sie Gefäßerweiterungen und einen Blutstau in den Beinen vorbeugen. Im Grunde genommen sollten alle, die Venenprobleme haben, auf ein Sonnenbad und übrigens auch auf einen Besuch im Solarium ganz verzichten. Bleiben Sie im Schatten. Damit schonen Sie die Venen, den Kreislauf und auch die Haut.

◆ Wenn Sie an heißen Sommertagen keine Bewegung machen wollen, sondern lieber im Schatten genüsslich liegen und ein spannendes Buch lesen, dann müssen Sie ein wenig Beingymnastik treiben. Zumindest sollten die Beine im Schatten hochgelagert werden.

◆ Nach einem heißen Sommertag ist es sinnvoll, sich abends in die Badewanne oder in die Duschwanne zum Wassertreten zu begeben. Lassen Sie 30 Zentimeter tief kaltes Wasser ein und steigen Sie im Storchenschritt 2 Minuten umher. Legen Sie eine Fußmatte unter, damit Sie nicht ausgleiten und hinfallen. Achten Sie auch darauf, dass das Wasser angenehm kalt und nicht eiskalt ist.

◆ Wenn Ihnen der Arzt ein Venenmedikament verordnet hat, dann müssen Sie speziell im Sommer darauf achten, dass sie es rechtzeitig einnehmen.

◆ An heißen Sommertagen ist es auch wichtig, dass Sie die Beine von außen her mit einer Salbe oder einem Gel kühlen. In erster Linie haben sich Präparate bewährt, die als Hauptwirkstoff das bewährte Heparin-Natrium enthalten. Diese Substanz ist nach wie vor der führende Wirkstoff bei den so genannten topischen Venenmitteln. Man spricht in diesem Zusammenhang von einer Vetren-Venentherapie.

Die Salbe ist als Langzeittherapie gedacht. Das Gel wirkt sehr schnell gegen Schmerzen, Schwellungen, Druck, Spannung und schwere Beine. Besonders praktisch für unterwegs an heißen Sommertagen ist der Roll-on-Stift, ebenfalls ein herapinhaltiges Venenmittel aus der Apotheke. Man kann das Gel auftragen, ohne dass die Hände Kontakt damit bekommen. Man spart dann die Suche nach einer Waschgelegenheit.

# Mit gesunden Beinen in den Urlaub

Millionen Menschen freuen sich ein ganzes Jahr lang auf den wohlverdienten großen Urlaub. Die meisten konsumieren ihn im Sommer. Es sind die schönsten Wochen nach 12 Monaten harter Arbeit. Viele wollen einfach in die Sonne fliegen, weil das Wetter im eigenen Land recht oft einen gehörigen Strich durch die Rechnung machen kann. Doch was der Seele gut tut, das ist oft für die Venen eine große Belastung und eine Gefahr. Wer schwache Venen hat, der sollte daher bei der Urlaubsplanung schon darauf achten, dass er seinen Venen nicht zu viel zumutet.

◆ Schon bei der Auswahl des Ferienzieles muss man überlegen: Meiden Sie tropische Gebiete. Reisen Sie besser in Länder mit mildem Klima und mit gemäßigten Temperaturen. Sie können natürlich in den Süden fliegen, aber vielleicht besser in der Vor- oder Nachsaison. Dann ist es nicht so fürchterlich heiß.

◆ Sie sollten schwachen Venen nicht zumuten, dass Sie sich stundenlang nicht bewegen. Daher sollten Menschen mit schwachen Venen keine lange Busrundreise buchen. Besser wäre ein Aktivurlaub mit sportlicher Betätigung.

◆ Am Anfang jeder Urlaubsreise steht das Kofferpacken. Da muss man bereits sehr umsichtig vorgehen. Wenn Sie Venenprobleme haben, dann nehmen Sie nur bequeme, keine zu engen Kleidungsstücke mit. Hosen und Röcke sollen locker sitzen. Ins Reisegepäck gehören unbedingt auch flache Schuhe und luftige Sandalen. Mit engen Jeans und hochhackigen Stöckelschuhen werden die Venen sehr belastet. Lassen Sie sie daher besser daheim.

◆ Der Koffer selbst sollte mit praktischen Rollen und einem Haltegriff ausgestattet sein, damit Sie ihn leicht transportieren, also hinter sich herziehen können. Wer nämlich schweres Gepäck selbst hebt, übt dabei einen unnötigen Druck auf die Beinvenen aus. Und das wieder fördert die Entwicklung von Beinschwellungen. Auf Reisen sollten Sie daher beachten: Wenn Sie keinen Koffer auf Rädern haben, dann besorgen Sie sich am Bahnhof oder am Flughafen einen Transportwagen. Auf diesem können Sie dann Ihren Koffer bequem vor sich herschieben.

◆ Bis man am Urlaubsort angekommen ist, muss man oft viele Stunden bewegungslos im Flugzeug oder im Auto sitzen. Das macht dicke, schwere Beine und fördert Blutstauungen. Sie können vorbeugend etwas tun, damit die Venen in Form bleiben und die Blutzirkulation nicht gestört wird. Tragen Sie auf der Reise Kompressionsstrümpfe oder Stützstrümpfe. Im Sommer eignen sich sehr gut Kniestützstrümpfe.

◆ Außerdem gibt es einen zusätzlichen Trick, das Blut in den Adern auf langen Fügen oder bei Autoreisen flüssig zu halten. Beginnen Sie bereits einige Wochen vor der Abreise, täglich eine Kapsel natürliches Vitamin E zu je 200 internationalen Einheiten aus der Apotheke einzunehmen. Vitamin E hält das Blut ebenfalls flüssig und stärkt gleichzeitig Herz und Kreislauf.

◆ Bei Autoreisen in die Ferien müssen Sie mindestens alle zwei Stunden eine »Venenpause« einlegen. Steigen Sie aus. Gehen Sie auf dem Parkplatz umher. So kommt der Blutfluss in den Beinen wieder in Schwung.

◆ Auch bei Busreisen müssen Sie jede Fahrtpause des Lenkers zu einem kleinen Spaziergang nutzen. Und gehen Sie einfach während der Fahrt zu jeder vollen Stunde im Gang des Busses zwischen den Sitzen ein wenig auf und ab.

- ◆ Während Sie im Bus, im Auto oder Flugzeug sitzen, machen Sie Fußgymnastik: Heben Sie einmal die Zehen, dann wieder die Fersen an. Diese Wippbewegungen sind sehr gesundheitsfördernd.

- ◆ Trinken Sie während der Reise viel Flüssigkeit, aber keinen Alkohol: am besten stilles Mineralwasser.

- ◆ Nehmen Sie auf langen Busfahrten niemals ein Schlafmittel. Und achten Sie darauf, dass Sie niemals mit abgeknickten Beinen einschlafen.

- ◆ Ein Urlaub am Meer ist sehr erholsam und wunderbar für schwache Venen, sofern Sie sich nicht am Strand in die pralle Sonne legen. Das Schwimmen im kühlen Meerwasser, das dem Körper Auftrieb gibt, tut den Beinen gut. Auf der einen Seite werden die Beinmuskeln gekühlt, auf der anderen aber gestärkt. Dadurch wird die Durchblutung der Beine verbessert. Die durch die Sommerhitze geschwächten, schlappen Venen werden gestrafft. Die vorher schweren Beine werden wieder leicht.

- ◆ Laufen Sie in den Ferien jeden Tag am Strand im Sand auf und ab. Das ist deshalb so gesund für die Venen, weil die Füße dabei vorbildlich auf dem Weg abrollen können und weil die Wadenmuskelpumpe enorm gekräftigt wird. Und damit wird wieder der Rücktransport des Blutes zum Herzen verbessert.

- ◆ Eine sinnvolle Alternative sind Ballspiele im Sandstrand: Federball oder Beachvolleyball. Da sind die Beine auch unentwegt in Bewegung.

# Mit gesunden Beinen durch den Herbst

Der Herbst ist für das Venentraining wie geschaffen. Das ist die Zeit, in der man hinaus in die Natur wandert und stundenlange Ausflüge macht. Es ist die Zeit, in der man sich besonders gern aufs Fahrrad schwingt und in die Pedale tritt. Das Wandern zählt zu den gesündesten Sportarten, weil es das Herz-Kreislauf-System stärkt, die Kondition und Ausdauer verbessert. Und das sind die Vorteile des Wanderns für Menschen mit Venenschwäche: Die Wadenmuskulatur wird dabei intensiv beansprucht und aufgebaut. Damit werden die Venen in Ihrer Funktion unterstützt. Bei jeder Muskelbewegung, die man beim Wandern macht, kommt es zu einem Druck auf die Venen. Dadurch wird das Abpumpen des Blutes aus den Beinen angeregt. Wenn man nun längere Zeit wandert, dann wird durch die regelmäßige Arbeit der Muskelpumpe der Blutfluss aus den Beinen stark verbessert und die Bildung von Stauungen verhindert.

Wenn jemand ein geschwächtes Gewebe hat, dann hat die Muskelarbeit einen besseren Effekt, wenn ein Gegendruck von außen geschaffen wird. Deshalb ist fürs Wandern zu empfehlen, dass Venenpatienten Stützstrümpfe oder die druckstärkeren Kompressionsstrümpfe tragen. Die Strümpfe, die heute aus medizinisch erprobtem, atmungsaktivem, dünnem Varilindgewebe bestehen, haben einen zusätzlichen Vorteil: Es kann sich eine bereits vorhandene Schwellung der Beine durch die verstärkte Durchblutung nicht weiter vergrößern. Außerdem bietet das Material beste Passform und genau die richtige Elastizität, die für die Wanderschritte notwendig ist. Mit den Strümpfen wird das Wandern zu einem besonders sinnvollen Venentraining im Herbst.

Ein ebenso beliebter Sport im Herbst ist das Radfahren. Es ist vor allem dann für die Venen begrüßenswert, wenn dabei nicht nur die Hüft- und Kniegelenke, sondern auch die Sprunggelenke der Beine bewegt werden. Das kann man ganz einfach beeinflussen; Man muss bloß den Sattel des Rades etwas höher stellen. Ein großer Vorteil beim Radfahren für den Venenpatienten: Bei Übergewicht werden die Gelenke nicht so sehr beansprucht.

Viele widmen sich an schönen Herbsttagen dem Joggen, also dem Laufen. Man kann diesen Freizeitsport allerdings all jenen, die unter Venenproblemen leiden, nur bedingt empfehlen. Es werden zwar dabei nahezu alle Gelenke und Muskeln ausreichend bewegt und damit wird der Rückfluss des Blutes in den Venen deutlich gesteigert, doch es kommt beim Auftreten jedes Mal zu einer Druckbelastung der Venen. Diese kann man vermindern, wenn man gut gepolsterte Joggingschuhe trägt.

Tennisspielen ist für den Venenpatienten nicht ideal. Auch dabei kommt es für die Gefäße zu sehr belastenden Druckspitzen.

Wer die schönen Herbsttage nicht für Freizeitsport nützt, der sollte zumindest im Alltag Bewegung machen. Dazu gehört, täglich zu Fuß zu gehen. Neben einem passenden Schuhwerk sind auch noch die richtige Körperhaltung und richtige Fußbewegungen wichtig. Was heißt – richtig gehen? Ganz einfach: Rollen Sie bei jedem Schritt die Füße von der Ferse bis zu den Zehen ab. Dadurch werden die Venen im Bereich des Fußgelenks rhythmisch zusammengepresst, sodass der Blutrückfluss zum Herzen zunimmt. Am besten kann man die Muskulatur der Füße trainieren, wenn man barfuß auf einem Naturboden geht, etwa auf einer Wiese.

Aber auch beim Treppensteigen kann man die Beinmuskelpumpe optimal einsetzen. Die Bedingung: Wenn man den Vorfuß auf die nächst höhere Stufe aufsetzt, muss die Körperhaltung aufrecht sein.

Welchen Sport Sie im Herbst auch treiben: Während der Pausen und danach sollten Sie den Venen zuliebe die Beine hochlagern, aber so, dass das Kniegelenk leicht gebeugt ist.

# Mit gesunden Beinen durch den Winter

Wenn von Venenerkrankungen die Rede ist, dann denkt man in erster Linie, wie sehr die Betroffenen an heißen Sommertagen leiden. Dabei ist speziell der Winter für die belasteten Beine vielfach eine Qual:

◆ In der kalten Jahreszeit werden die Beine in warme Strümpfe, in enge hohe Stiefel, in die beliebten Moonboots und in enge Schihosen verpackt.

◆ Öffentliche Verkehrsmittel, Wohnungen und Arbeitsräume sind überheizt. Und die Wärme kommt sehr oft direkt von unten auf die Beine, z. B. durch eine Fußbodenheizung.

◆ An so manchem kalten Wintertag zieht man sich ins Badezimmer zurück und legt sich in die Wanne, um ein schönes, heißes Vollbad zu genießen.

◆ Oder man wärmt sich in der Sauna so richtig auf. Saunieren schadet den Venen ganz besonders: In der Hitze der Sauna dehnen sich die Gefäße.

◆ Wenn man durchgefroren nach Hause kommt, setzt man sich hin und legt die Beine auf die Heizung.

Es soll im Winter keiner frieren. Aber die allzugroße Nähe zu den Wärmequellen schadet den Venen. Die Wärme wirkt gefäßerweiternd und fördert eine vorhandene Venenschwäche. Die Probleme, die man sonst bei hohen Temperaturen im Sommer hat, setzen sich daher im Winter fort und belasten den Zustand der Venen. Dazu kommt noch, dass die meisten von uns speziell im Winter viel zu wenig Bewegung machen.

Und das müssen Sie im Interesse Ihrer Beine und speziell der Venen in der kalten Jahreszeit beachten:

◆ Auch wenn es draußen stürmt und schneit, wenn klirrende Kälte herrscht: Verkriechen Sie sich nicht in der warmen Wohnung. Die Wärme und der Bewegungsmangel sind sehr schädlich für die Venen. Gehen Sie hinaus ins Freie, machen Sie Spaziergänge an der frischen Luft.

◆ Stapfen Sie durch den hohen Schnee. Dabei müssen Sie die Knie anheben. Das wieder aktiviert die Wadenmuskulatur, die das Blut aus den Beinen pumpt.

◆ Tragen Sie im Winter keine engen und hohen Stiefel. Wenn Sie warme, feste Schuhe tragen, dann ziehen Sie diese sofort aus, sobald Sie einen Raum betreten haben. Tragen Sie auch in der kalten Jahreszeit – wo immer es geht – möglichst leichte Schuhe.

◆ Stellen Sie die Zentralheizung daheim auf Normalwerte und nicht zu warm ein.

◆ Meiden Sie zu Hause und am Arbeitsplatz die allzu große Nähe von Heizungen.

◆ Richten Sie elektrische Heizstrahler niemals auf die Beine.

◆ Schalten Sie die Heizung Ihres Autos nicht in den Fußraum.

◆ Tragen Sie bei Winterwanderungen Stütz- oder Kompressionsstrümpfe, je nachdem wie sehr Ihre Venen geschwächt oder geschädigt sind. Stützstrümpfe eignen sich für jene, die zwar gesunde Beine, aber die Veranlagung zu Venenproblemen haben.

◆ Stellen Sie sich im Winter in freier Natur entspannt hin und machen Sie bewusste, tiefe Atemübungen. Das bringt den gesamten Kreislauf in Schwung.

◆ Tragen Sie im Winter zwar warme, aber nicht zu schwere Kleidung.

◆ Sie sollten auch an kalten Wintertagen morgens und abends Wasseranwendungen absolvieren: Gießen Sie die Waden von unten nach oben mit der kalten Dusche ab. Auch das regt die Venen- und Kreislauffunktionen an.

◆ Gehen Sie regelmäßig ins nächste Hallenbad schwimmen.

◆ Nützen Sie im Winter den Karneval oder den Fasching und besuchen Sie Tanzveranstaltungen. Tanzen tut den Venen gut. Dabei wird die Muskulatur am Unterschenkel gekräftigt und die Pumpleistung des Venensystems verbessert.

◆ Streichen Sie nach Möglichkeit den alpinen Schilauf aus Ihrem Wintersportprogramm. Diese Sportart ist nicht sehr venenfreundlich. Gerade bei schnellen Abfahrten in kurzen, engen Schwüngen entsteht ein hoher Kraftdruck auf die Beine, wobei die geschwächten Venen überlastet werden. Auf harten, eisigen Pisten oder auf Buckelpisten wirken sich die harten Stöße negativ auf das empfindliche Venengewebe aus. Belastend ist aber auch, dass die Beinmuskeln beim Warten am Lift und beim Sitzen am Sessellift untätig bleiben. Dadurch kann in dieser Zeit das Blut in die Beine sinken. Außerdem gibt es beim Alpinschisport ein relativ hohes Verletzungsrisiko. Wenn man sich das Bein bricht oder wenn es zu einer Verstauchung kommt, dann muss das betroffene Bein längere Zeit ruhig gestellt werden. Und das ist bei schwachen Venen extrem ungünstig für die Gesundheit.

◆ Ein ideales Venentraining im Schnee ist der Schilanglauf. Er ermöglicht es dem Venenpatienten, in tief verschneiter Landschaft Sport und Spaß zu erleben. Ein Winterurlaub im Schnee ist ja grundsätzliche eine ideale Gelegenheit, etwas für die Gesundheit zu tun. Davon haben Herz, Kreislauf, Atmung und Muskulatur viele Vorteile. Für den Venenpatienten ist dabei wichtig, dass die Beinmuskeln intensiv beansprucht und trainiert werden. Die Venen werden auf diese Weise gefestigt, ihre Pumpleistung wird bestens unterstützt und gefördert.

Das alles ermöglicht der Schilanglauf. Dabei wird die gesamte Körpermuskulatur über einen längeren Zeitraum rhythmisch-dynamisch bewegt und gekräftigt. Langlaufen kann man leicht lernen.

Es wird auch von reiferen Menschen schnell beherrscht. Das Verletzungsrisiko ist gering. Durch das gleichmäßige Vorwärtsgehen und Vorwärtsgleiten auf den Schiern werden die Wadenmuskeln abwechselnd angespannt und wieder entspannt. Bei jeder Anspannung üben die Muskeln einen kurzen Druck auf die Venen aus. Durch diesen Druck wird das Blut aus dem Beim herausgepumpt.

Auch beim Schilanglauf kann man Stütz- oder Kompressionsstrümpfe tragen, damit ständig ein gleichmäßig dosierter Gegendruck auf die Venen ausgeübt wird.

◆ Auch Schlittschuhlaufen ist ein empfehlenswerter Wintersport für die Venen. Dabei wird nämlich ununterbrochen die gesamte Beinmuskulatur bewegt und gekräftigt. Es ist wieder ganz besonders wichtig, dass man mit schwachen Venen Stütz- oder Kompressionsstrümpfe trägt, weil sie im Zusammenspiel mit der sportlichen Bewegung die Wadenmuskelpumpe aktivieren. Allerdings sollten ältere, reifere Semester sich gut überlegen, ob Sie Schlittschuhfahren erlernen. Die Verletzungs- und Sturzgefahr ist groß.

# Eine spezielle Gefahr:
# Die Reise-Thrombose

Fernreisen erfreuen sich seit vielen Jahren ganz besonderer Beliebtheit. Ganz besonders, wenn es bei uns kalt ist. Dann wollen viele in die Sonne exotischer Länder reisen. Das bedeutet: Man muss viele Stunden im Flugzeug verbringen. Wenn man preiswert Touristenklasse gebucht hat, dann kann das mitunter sehr eng werden. Mit der Zunahme der Langstreckenflüge wachsen auch die Gesundheitsrisiken.

Eine typische Reiseerkrankung, die von Jahr zu Jahr häufiger auftritt, ist die Reisethrombose. Sie entsteht, wenn das Blut auf Grund mangelnder Bewegung in einer Vene dick wird und wenn sich daraufhin kleine Blutgerinnsel bilden, die sich zusammenballen und schließlich die betroffene Vene verstopfen können. Dadurch wird der Blutfluss in der Vene gestoppt. Das Bein schwillt an. Es kommt zu starken

Schmerzen. Besonders gefährlich wird es, wenn sich der Blutpfropfen von der Venenwand ablöst und im Venensystem des Körpers weiter wandert. Kommt der Pfropfen in die Lunge, kann es zur gefürchteten Lungenembolie kommen, die oft tödlich endet. Laut einer Untersuchung des Flughafens Heathrow in London, England, ist rund jeder fünfte Todesfall nach einem Langstreckenflug auf eine Lungenembolie infolge einer Venenthrombose zurückzuführen.

Das Verhängnisvolle an den Langstreckenflügen in der Touristenklasse ist das lange unbewegliche Sitzen auf engen Plätzen. Es bleibt dem einzelnen Passagier kaum Platz, sich entsprechend zu bewegen. Angewinkelte Beine und der Druck der Sitzkante auf die Kniekehlen überlasten die Beinvenen. Sie können das Blut nicht mehr ausreichend transportieren. Es staut sich im Bein. Zusätzlich verliert man während des langen Fluges auf Grund der extrem trockenen Luft an Bord viel Flüssigkeit. Dadurch kommt es zu einer Eindickung des Blutes. Der Genuss von alkoholischen Getränken verstärkt noch zusätzlich den Effekt des Austrocknens. Damit kann die Bildung eines Blutgerinnsels eingeleitet werden.

Im Jahr 1995 fand zum Thema »Reisethrombose« in Wien die wissenschaftliche Konferenz einer österreichischen Expertengruppe unter Mitarbeit der Sektion Phlebologie der österreichischen Dermatologischen Gesellschaft statt. Dabei wurden 3 Risikogruppen für eine Reisethrombose festgestellt:

◆ Im Grunde genommen muss jeder Erwachsene auf einer lang dauernden Flugreise mit dem Risiko einer Reisethrombose rechnen.

◆ Ein mittleres Thromboserisiko trägt bei einer Reise derjenige, bei dem mehrere Risikofaktoren zusammentreffen: nämlich die Neigung zu Krampfadern, vorhandene Venenprobleme, Fettleibigkeit, Lebensalter über 40 Jahre und mangelhafte Herzleistung.

◆ Mit einem sehr hohen Thromboserisiko muss derjenige rechnen, der unter Gerinnungsstörungen leidet, schon einmal oder mehrere Male eine Thrombose hatte, einen Gipsverband am Bein oder einen operativen Eingriff hinter sich hat oder wenn jemand eine bösartige Geschwulst hat.

Die Frage ist nun: Sollten jene, die zu einer Risikogruppe gehören, keine Langstreckenflüge machen? Sie dürfen. Aber es gibt bestimmte Vorbeugemaßnahmen, die beachtet werden sollten:

◆ Bei einem geringen Risiko für die Reisethrombose gelten die allgemeinen Verhaltensmaßnahmen. Dazu gehören Übungen mit den Beinen, oftmaliges Wippen mit den Füßen, isometrische Muskelanspannungen, Aufstehen vom Sitz, reichliche Flüssigkeitszufuhr ohne Alkohol.

◆ Bei einem bestehenden Risiko sollte man bei einer Flugreise einen Sitzplatz am Gang verlangen, damit man häufiger aufstehen kann. Sehr gut wäre auch eine der vorderen Sitzreihen, bei denen meistens mehr Beinfreiheit herrscht.

◆ Bei einem mittleren Thromboserisiko sollte der Betroffene während des Fluges Kompressionsstrümpfe aus der Apotheke tragen. Dadurch wird das Anschwellen der Unterschenkel wirksam unterbunden.

◆ Bei einem hohen Thromboserisiko sollte man unbedingt vor einem geplanten Langstreckenflug mit dem Arzt sprechen, Medikamente einnehmen und äußerlich eine entsprechende Salbe oder ein Gel verwenden. Verboten ist das Einnehmen eines Schlafmittels während des Fluges, weil man dadurch vollkommen regungslos womöglich in einer gefährlichen Körperhaltung schläft.

# 9 Monate im Jahr: Venentraining für Schwangere

Sie werden beim Lesen des Buches bereits erkannt haben: Unsere Venen leisten Schwerstarbeit. Sie pumpen täglich etwa 4.500 Liter sauerstoffarmes, verbrauchtes Blut gegen die Schwerkraft zum Herzen zurück. Während einer Schwangerschaft wird diese Arbeit noch mühsamer, denn die vielen Veränderungen im Körper der werdenden Mutter wirken sich natürlich auf das gesamte Herz-Kreislauf-System und ganz speziell auf die Venen aus. Die Venenwände werden leichter überdehnt, sodass das Blut schneller in den Beinen versacken kann. Es entstehen dann die für Krampfadern so typischen Verdickungen und schlangenartigen Verläufe sichtbarer Venen.

30 bis 35 % aller Frauen, die zum ersten Mal ein Kind bekommen und mehr als 50 % aller Frauen, die schon mehrere Kinder zur Welt

gebracht haben, entwickeln während der Schwangerschaft mehr oder minder ausgeprägte Krampfadern. Die Schwangerschaft ist somit bei den Frauen ein Hauptrisikofaktor für Venenleiden.

So manche junge Frau, die davon betroffen ist, fragt: Warum schwächt mein wachsender Bauch meine Venen? Besonders gefährdet für Venenprobleme in der Schwangerschaft sind jene Frauen, die auf Grund einer familiären Veranlagung bereits vorher damit zu tun hatten.

Viele Frauen und Männer kommen ja bereits mit der Neigung zu Venenproblemen und vor allem zu Krampfadern zur Welt. Bei beiden Geschlechtern wird die Veranlagung durch bestimmte Risikofaktoren gefördert. Dazu gehören Bewegungsmangel und Übergewicht. Frauen sind aber zusätzlich durch ihren Hormonhaushalt von Natur aus anfälliger für Venenerkrankungen. Und das trifft ganz besonders für die Zeit der Schwangerschaft zu.

In dieser Phase des Frauenlebens verändert sich nämlich der weibliche Hormonhaushalt entscheidend. Der Körper produziert verstärkt die Hormone Östrogen und Progesteron. Das Schwangerschaftshormon Progesteron wird vom Organismus gebraucht, weil es die Muskulatur der Gebärmutter bis zur Entbindung ruhig stellt und entspannt. Nur so kann sich das befruchtete Ei festsetzen und entwickeln. Viele werdende Mütter aber haben dadurch einen Nachteil: Das Hormon Progesteron hemmt zugleich auch die Muskulatur der Blutgefäße – und in diesem speziellen Fall die Muskulatur der Beinvenen. Die Venenwände werden nachgiebiger. Der Durchschnitt der Vene wird größer. Das Blut fließt in dem nun breiteren »Venenkanal« langsamer. Eine Überdehnung der Venenwände führt schließlich dazu, dass die Venenklappen nicht mehr richtig schließen. Sie können nicht mehr verhindern, dass das Blut, das zum Herzen geleitet werden sollte, in den Beinen bleibt.

Doch auch die Östrogene spielen im Körper der werdenden Mutter eine große Rolle. Da sich im Blut mehr Östrogen befindet, gelangt mehr Wasser ins Bindegewebe. Dieses lockert sich daraufhin. Das macht zwar die Entbindung leichter, weil bei der Geburt des Kindes das Körpergewebe dehnbar sein muss. Aber dadurch können die Venen auch überdehnt werden. Die Schutzmaßnahmen in den Venenwänden sind ausgeschaltet.

Noch etwas ist anders im Körper der schwangeren Frau: nämlich das Blutvolumen. Das Baby muss jetzt mitversorgt werden. Daher nimmt das Blutvolumen während der Schwangerschaft um etwa 20 % zu. Das vergrößert die Gefahr, dass die Venen überlastet werden, denn mehr als 80 % des im Körper vorhandenen Blutes befinden sich in den Venen.

Dazu kommt in den letzten Monaten der Schwangerschaft ein weiteres Risiko: Die vergrößerte Gebärmutter übt einen starken Druck auf die Bauchvenen aus und auch dadurch wird wieder der Rückfluss des Blutes zum Herzen erschwert. Die Krampfadern entwickeln sich häufig bereits in den ersten 3 Monaten der Schwangerschaft. Die meisten Frauen sind dann ganz entsetzt, weil sie das als hässlich empfinden und ein kosmetisches Problem damit haben. Sie denken oft gar nicht daran, dass die Krampfadern für sie gefährlich werden können.

Es kann dadurch in der Schwangerschaft zu Komplikationen kommen: zu einer Venenentzündung, zu einer Thrombose oder – im Extremfall – auch zu einer lebensgefährlichen Lungenembolie. Durch die herabgesetzte Fließgeschwindigkeit des Blutes können sich in den Venen Blutpfropfen bilden, die das Blutgefäß teilweise oder ganz verschließen. Wenn sich so ein Blutgerinnsel von der Venenwand löst und mit dem Blut in Richtung Herz geschwemmt wird, kann es von dort in die Lunge gelangen, ein Blutgefäß verstopfen und die gefährliche Lungenembolie auslösen.

Die ersten Symptome für Venenprobleme: Die werdende Mutter hat extrem müde, schwere Beine, ein ständiges Kribbeln sowie ein Spannungsgefühl in den Unterschenkeln. Nachts kommt es zu Wadenkrämpfen oder zu unruhigen Beinen. Die Schwangere kann nicht schlafen. Tagsüber schwellen Beine und Füße deutlich an. Es treten oft auch die kleinen, erweiterten blauroten Besenreiser auf. All diese Signale sollten die Schwangere warnen. Sie muss sofort den Arzt aufsuchen.

Frauen, die schon vor der Schwangerschaft Probleme mit ihren Venen hatten, sollten vorbeugend bei Beginn der Schwangerschaft alles tun, um die Venen bei ihrer schweren Arbeit zu unterstützen. Aber auch jene werdenden Mütter, die noch niemals mit ihren Venen Probleme hatten, müssen vorbeugende Maßnahmen setzen, damit die Gefahr für Komplikationen vermindert oder ganz ausgeschaltet wird.

Eine sehr gute Hilfe bilden Kompressionsstrümpfe, die in der Apotheke angemessen werden. Für Schwangere eignen sich in erster Linie Kompressionsstrumpfhosen, die an den Beinen fest sitzen, den Bauch aber durch gute Dehnbarkeit nicht einengen.

Während der Geburt des Kindes und im Wochenbett sollten die Beine, wenn Krampfadern vorliegen, gut mit einem Kompressionsverband gewickelt werden, damit der Gefahr einer Thrombose und einer Lungenembolie vorgebeugt werden kann. Dafür gibt es heute in den meisten gynäkologischen Stationen der Krankenhäuser Anti-Thrombose-Strümpfe. In schweren Erkrankungsfällen kann der Wirkstoff Heparin das Blut verdünnen und eine Thrombose verhindern.

Nach dem dritten Schwangerschaftsmonat bringen auch bestimmte Venenmedikamente Erleichterung. Bewährt haben sich da Präparate mit dem Wirkstoff O-β-Hydroxyethyl-Rutosid. Dieser pflanzliche Wirkstoff aus dem japanischen Schnurbaum verbessert die Fließeigenschaften des Blutes und dichtet die Venenwände ab, damit keine Flüssigkeit austreten und auch keine Schwellung der Beine entstehen kann.

Wenn sich in der Schwangerschaft eine oberflächliche Venenentzündung entwickelt, dann wird der Arzt zu Einreibungen mit einer heparinhaltigen Salbe oder einem heparinhaltigen Gel raten. Damit werden die Beine angenehm gekühlt und die Entzündung wird positiv beeinflusst.

Eines aber muss der werdenden Mutter klar sein: Bereits vorhandene Krampfadern können mit all diesen Behandlungsmethoden nicht zum Verschwinden gebracht werden. Da hilft nur die Operation oder die Verödung. Doch Vorsicht: Wenn die Krampfadern auch noch so sehr stören und Beschwerden bereiten, so sollte die Schwangere mit dem Eingriff unbedingt bis nach der Entbindung warten.

Die schwangere Frau, die unter Venenproblemen zu leiden hat, kann auch mit gesunder, ausgewogener Ernährung und mit einer gesunden Lebensweise einem Krampfaderleiden vorbeugen. Alle Maßnahmen sind empfehlenswert, die den gefährlichen Druck auf die Venen oder zumindest ein Zunehmen des Druckes verhindern.

Und das alles sollte die werdende Mutter in der Schwangerschaft beachten:

◆ Machen Sie regelmäßig viel Bewegung. Mit Gehen, Wandern, Rad fahren und einer gezielten Venen-Gymnastik können die Muskelvenenpumpe und die Beinmuskulatur gestärkt werden. Unterbrechen Sie langes Sitzen und Stehen durch Lockerungsübungen. Wippen Sie mit den Füßen hin und her. Lassen Sie die Füße kreisen.

◆ Vermeiden Sie schweres Heben, weil Sie damit jedes Mal den Druck im Bauchraum erhöhen, die Venenklappen belasten und den Blutrückfluss behindern.

◆ Wenn Sie sich hinsetzen, dann schlagen Sie die Beine nicht übereinander und lassen Sie sie nicht nach unten baumeln. Stellen Sie die Füße flach auf den Boden oder stellen Sie sie auf eine Fußstütze.

◆ Praktizieren Sie täglich nach Möglichkeit mehrmals Wassertreten und Kniegüsse. Die schwangere Frau muss aber besonders darauf achten, dass das Wasser nicht zu kalt ist. Es kann eine Temperatur von 15 bis 18 Grad Celsius haben.

◆ Legen Sie die Beine bei jeder Gelegenheit hoch. Das nimmt den Stauungsdruck von den Venen. Auch nachts ist es sinnvoll, die Beine auf ein Kissen zu betten.

◆ Meiden Sie extreme Hitze durch Sauna, Sonne und heiße Bäder. Das fördert die Schwellungen.

◆ Tragen Sie während der Schwangerschaft flache, bequeme Schuhe. Enge Schuhe, hochhackige Schuhe und Stiefel engen die Beine und die Füße ein und begünstigen die Wärmeentwicklung und damit auch die Wasseransammlung in den Beinen.

◆ Laufen Sie oft barfuß.

◆ Tragen Sie weite, bequeme Kleidung.

◆ Vorsicht: Vermeiden Sie Bürstenmassagen. Sie fördern zwar die Durchblutung. Zugleich aber wird das Entstehen von Besenreisern gefördert.

Viele schwangere Frauen wollen wissen: Was ist mit den Krampfadern, wenn ich das Kind zur Welt gebracht habe? Bleiben die nun fürs ganze Leben? Dazu muss man wissen: Frauen, die niemals in ihrem Leben Krampfadern hatten und während der Schwangerschaft welche bekommen haben, können davon ausgehen, dass sich die Venenschwäche einige Zeit nach der Entbindung wieder zurückbildet und die Krampfadern verschwinden. Die Erklärung dafür: Nach Ende der Schwangerschaft tritt wieder Harmonie im Hormonhaushalt der Frau ein. Daher können viele venöse Beschwerden schon wenige Wochen nach der Geburt des Kindes wie weggezaubert sein. Man kann diese Rückbildung mit einem eifrigen Venen-Fitness-Training unterstützen.

Frauen, die an einer ausgeprägten Venenschwäche leiden, müssen damit rechnen, dass die Krampfadern bleiben. Es ist daher notwendig, um das Leiden so gering wie möglich zu halten, dass die Betroffene nach der Entbindung so früh wie möglich aufsteht und umher läuft. Der Arzt rät dies der jungen Mutter bereits am Tag der Entbindung.

Im siebenten und achten Monat der Schwangerschaft haben viele Frauen Probleme mit dem Sitzen. Sie halten es kaum länger als eine halbe Stunde am selben Platz aus. Es beginnt eine ruhelose und nervöse Wanderschaft quer durch die Wohnung: von der Bank zum Stuhl, vom Stuhl zum Sofa, vom Sofa zum Bett. Denn: Der Stuhl ist zu hart, der Fauteuil zu weich, das Sofa zu tief, der Fußboden zu unbequem.

Man kann sich in dieser Situation mit einem einfachen Trick helfen. Besorgen Sie sich einen Gymnastikball, wie man ihn zum Sitzen und Hüpfen verwendet. Auf diesem Ball kann die Schwangere bequem sitzen, kann sich entspannen und kann auch ganz gezielt allein mit dem Sitzen durch die spezielle Haltung die Rücken-, Arm- und Brustmuskulatur trainieren. Und später dann, wenn das Kind größer wird, ist der Ball ein wunderbarer Partner zum Turnen und Toben. Viele Hebammen und Gynäkologen setzen diesen Ball für die Schwangerschaftsgymnastik ein. Besonders im letzten Drittel der Schwangerschaft wird der Körper der Frau sehr beansprucht. Das Baby drückt mit seinem ganzen Gewicht auf die Beckenvenen. Das kann noch am Ende der Schwangerschaft zu Krampfadern führen. Aus diesem Grund rät der Arzt in vielen Fällen: Die Schwangere sollte gleich am Morgen Stütz- oder Kompressionsstrümpfe anziehen und dann den ganzen Tag über konsequent tragen.

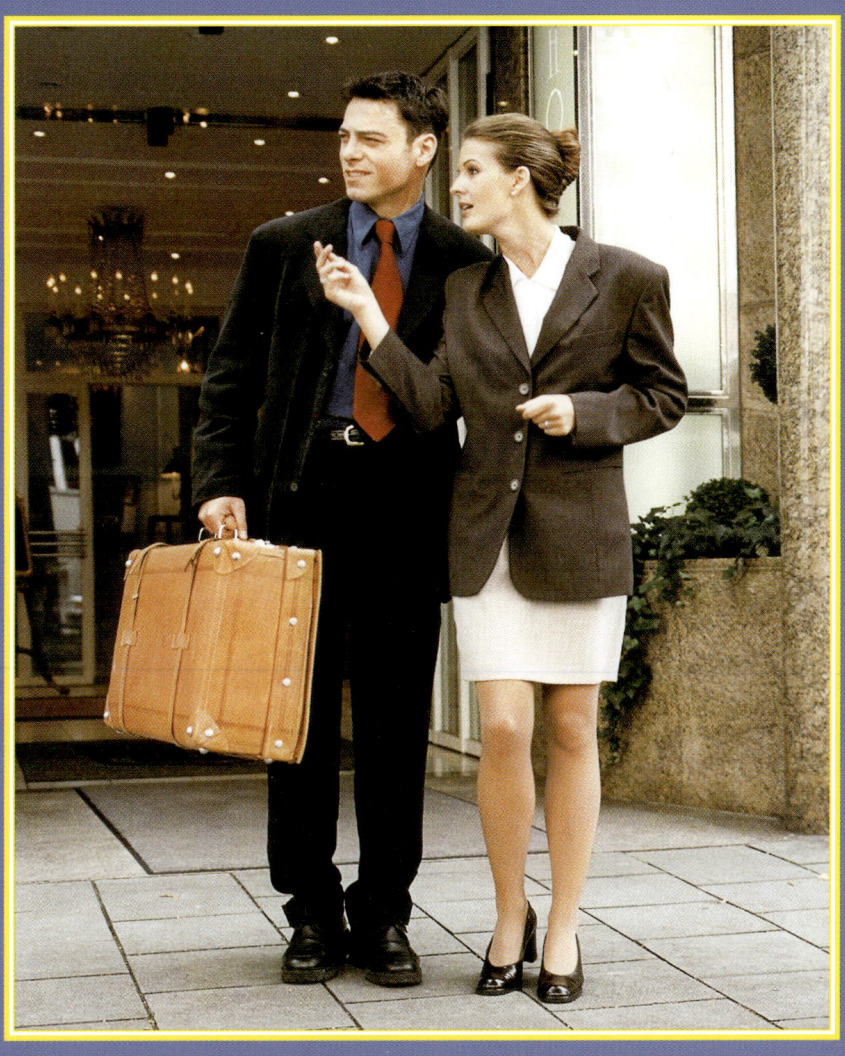

*Jeden Tag sind Millionen Menschen mit dem Auto, der Bahn oder dem Flugzeug geschäftlich unterwegs. Stundenlanges, regungsloses Sitzen belastet und schwächt die Venen.*
*Da helfen Gymnastikübungen, Stütz- oder Kompressionsstrümpfe: für Mann und Frau ...*

*Lesen Sie Seite 57*

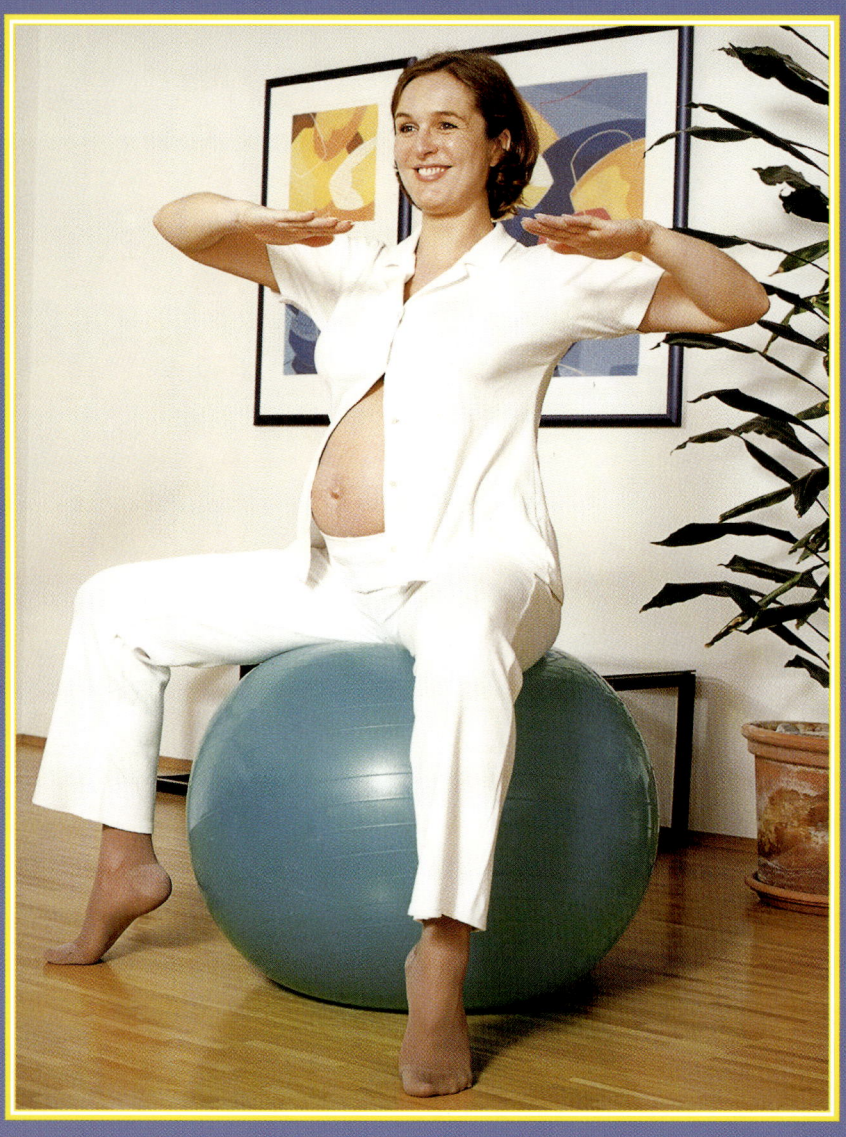

*Die schwangere Frau muss regelmäßig Venengymnastik treiben. Dabei kann der Medizinball große Hilfe leisten.*

*Lesen Sie Seite 59*

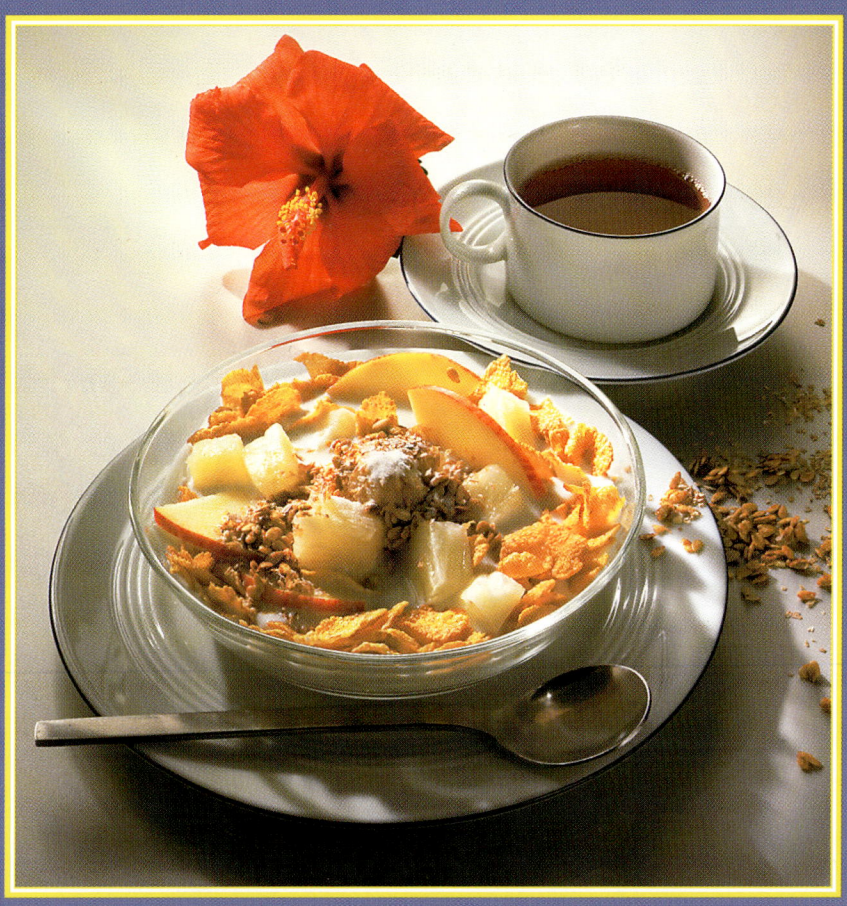

*Wer seine Venen optimal unterstützen möchte,
der sollte Vollkornprodukte
in seinen Speiseplan einbauen.*

*Lesen Sie Seite 76*

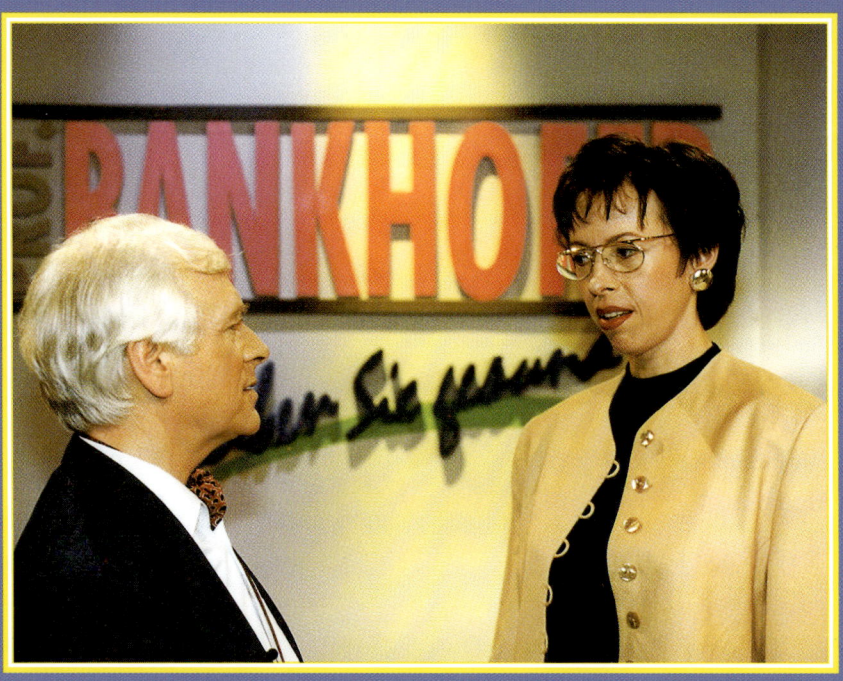

Seit Jahren greift Prof. Hademar Bankhofer in seinen Fernsehsendungen immer wieder das Thema »Venen-Probleme« auf. In einer Folge seines deutschen TV-Magazins »So bleiben Sie gesund!« widmete er sich ganz besonders der Kompressionstherapie. Studiogast war Dipl.-Kfm. Dörte Gebert, Expertin für Stütz- und Kompressionsstrümpfe aus Hamburg.

# Die richtige Bewegung für gesunde Beine und starke Venen

Eine der wichtigsten Regeln bei Venenproblemen ist die regelmäßige Bewegung. Sinnvoll ist es, mehrmals die Woche einen venengeeigneten und venenfreundlichen Freizeitsport zu betreiben. Dazu gehören Wandern, Walking, Jogging, Rad fahren, Schwimmen und Schilanglauf.

Nicht geeignet für Venenpatienten sind die Sportarten Boxen, Bodybuilding, Fußball, Squash, Alpin-Schi, Reiten, Rudern, Kanufahren, Tennis, Kugelstoßen, Fechten, Kegeln und Gewichtheben.

Wandern und Laufen ist sehr verbreitet. Dazu ist zu sagen: Üben Sie diese Sportarten im Freien auf weichem Untergrund aus, etwa auf einem Wiesen- oder Waldboden. Schlecht für die Venen ist ein fester Boden wie Beton oder Asphalt.

## Tägliche Gymnastik

Wesentlich im Leben des Patienten mit Venenproblemen, aber auch für all jene, welche die Veranlagung für Venenschwäche haben, ist die tägliche Gymnastik zum Entstauen der Beine. Sie hat nur Sinn, wenn sie konsequent und wirklich täglich durchgeführt wird. Am besten morgens, mittags und abends.

Diese Übungen fördern den venösen Rückfluss des Blutes, regen den Kreislauf an und kräftigen die Muskeln. Die Hautdurchblutung wird verbessert. Die Geschwindigkeit des Blutstromes wird beschleunigt, der Bildung von Krampfadern wird vorgebeugt. Sie können das selbst testen: Wenn Sie die Übungen regelmäßig über einen langen Zeitraum durchführen, dann werden Sie weniger oder keine Beschwerden haben und sich wohler fühlen. Eines muss klar sein: Bewegungsmangel und Übergewicht sind entscheidende Risikofaktoren für Venenleiden.

Regelmäßige Gymnastikübungen sind sowohl wichtig für die Vorbeugung als auch für das Lindern von bereits vorhandenen Beschwerden.

## Venengymnastik im Liegen

◆ Legen Sie sich bequem in Rückenlage auf den Boden. Legen Sie die Arme neben den Körper.

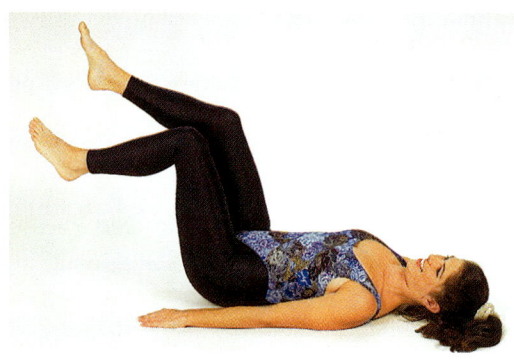

Strecken Sie die Beine in die Höhe und machen Sie in der Luft Radfahrbewegungen.

Beginnen Sie mit 30 Sekunden und steigern Sie die Übung von Tag zu Tag. Sie sollten sie nach einiger Zeit 5 Minuten durchhalten.[1]

◆ Sie befinden sich in der Rückenlage. Die Hände sind hinter dem Kopf. Das Gesäß muss fest auf den Boden gedrückt werden. Jetzt strecken Sie den Vorfuß im Fußgelenk kräftig und ziehen ihn wieder an. Die Zehen müssen dabei mitgebeugt werden.

Machen Sie das entweder mit beiden Füßen zugleich oder nacheinander. Wiederholen Sie die Übung 30-mal.[1]

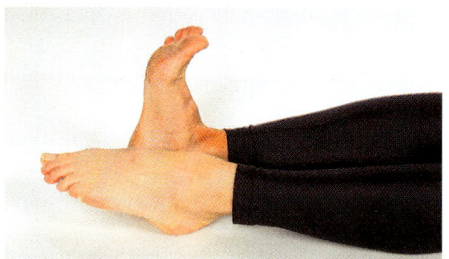

[1] Aus dem Buch »In 10 Minuten fit fürs Leben« von Dr. Karl F. Maier, erschienen im Kneipp-Verlag, 2. Auflage 1998.

◆ Sie liegen wieder am Rücken, Hände hinter dem Kopf, das Gesäß fest an den Boden gedrückt.

Jetzt spannen Sie die Oberschenkel ganz fest an und lassen dann nach einer Sekunde wieder los.

Machen Sie es zuerst mit dem rechten, dann mit dem linken Oberschenkel, dann mit beiden Oberschenkeln zugleich.

Wiederholen Sie die Übung 20-mal.[1]

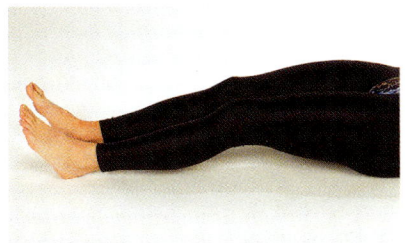

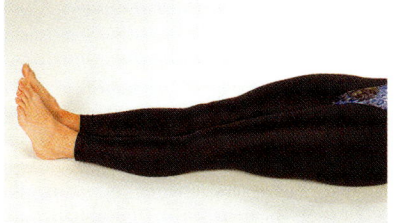

◆ Sie liegen wieder in Rückenlage auf dem Boden. Die Fußsohlen werden an eine Wand gestellt. Nun stemmen Sie zuerst die rechte, dann die linke Fußsohle ganz fest gegen die Wand. Der Druck sollte jeweils 1 bis 2 Sekunden andauern.[1]

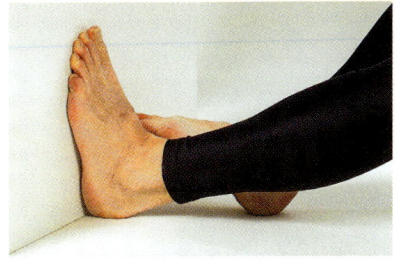

◆ Sie liegen auf dem Rücken. Beide Beine sind aufgestellt. Die Arme liegen neben dem Körper. Schultern und Kopf müssen vom Boden angehoben werden.

Nun strecken Sie abwechselnd ein Bein aus und lassen es dann innerhalb von 5 Sekunden langsam ausgestreckt zum Boden sinken.
Wiederholen Sie die Übung mit jedem Bein 3-mal.[1]

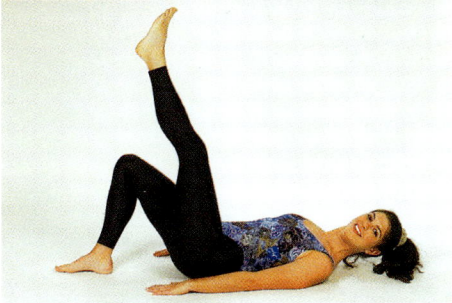

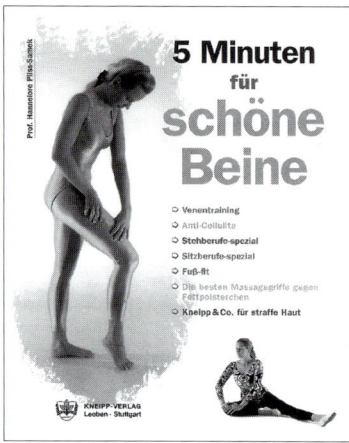

**Prof. Hannelore Pilss-Samek**

# 5 Minuten
# für schöne Beine

Es gibt spezielle Massagegriffe, mit
denen Sie Ihre Oberschenkel bis
zum Po verwöhnen können. Den
Krampfadern vorbeugen, Cellulite
wirkungsvoll bekämpfen und die
Muskeln kräftigen, damit die Beine
uns sicher nie den Dienst versagen
– mit gezielter Gymnastik!

*Viele Bilder, 96 Seiten, Broschüre.*

ISBN 3-901794-46-8

**öS 149,– / DM 19,80 / sfr 18.90**

*192 Seiten, über 100 Farbbilder,*
*gebunden.*

ISBN 3-900696-85-3

**Internist Dr. Karl F. Maier**

## In 10 Minuten
## fit fürs Leben

Motivation – Bewegung – Ernährung:
Kurze Fitness-Spezial-Programme für
Herz und Kreislauf, Venen, Verdauung
und Stoffwechsel, Unterleib,
zur Entspannung,
Vertiefung der Atmung, Kräftigung der
Muskulatur.

**öS 228,– / DM 31,30 / sfr 28.80**

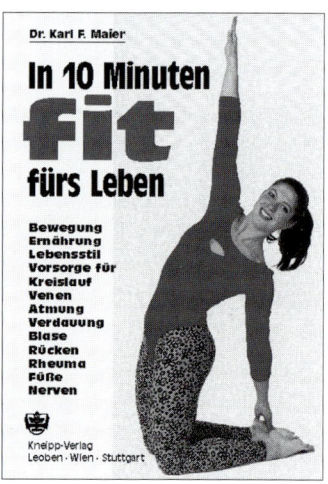

◆ Sie liegen wieder auf dem Rücken. Die ganze Wirbelsäule muss auf den Boden gedrückt werden. Jetzt strecken Sie die Beine nach oben und lassen dabei die Füße abwechselnd kreisen: zuerst den rechten, dann den linken.

Und jeweils immer zuerst rechts herum drehen, dann links herum. Der Wechsel sollte sehr rasch vonstatten gehen.

◆ Sie liegen wieder in Rückenlage auf dem Boden. Verschränken Sie die Arme hinter dem Kopf. Jetzt winkeln Sie abwechselnd die Beine an und ziehen Sie zum Kinn hoch, danach strecken und gestreckt langsam wieder auf den Boden legen.

Sie können in dieser Position auch abwechselnd die Beine ausgestreckt nach oben heben, dort 2 Sekunden halten, dann wieder senken.

◆ Verweilen Sie in entspannter Rückenlage und lagern Sie dabei die Beine hoch. Nun rollen Sie die Füße 10-mal hintereinander nach außen und nach innen. Danach sollten Sie mit den Zehen auf- und abwippen.

◆ Legen Sie sich in Rückenlage auf den Boden: Kopf und Schultern bleiben auf dem Boden. Der übrige Körper wird abgehoben, die Hände in die Hüften gestützt. Machen Sie die Kerze und treten Sie wie beim Rad fahren mit den Beinen in die Luft.

◆ Legen Sie sich in Rückenlage auf den Boden. Der Kopf ruht auf einem flachen Kissen. Die beiden Füße liegen ebenfalls auf einem flachen Kissen. Nun drücken Sie mit den Füßen das Kissen ganz fest und heben dabei während des Ausatmens den Po vom Boden ab. Verharren Sie so 3 bis 4 Sekunden.
Dann gehen Sie wieder in die Ausgangsposition zurück und wiederholen die Übung mehrmals.

◆ Sie begeben sich wieder auf dem Fußboden in Rückenlage. Die Hände werden unter den Kopf gelegt. Stellen Sie den linken Fuß nahe ans Becken.
Das rechte Bein wird angewinkelt, gehoben. In dieser Position heben und senken Sie den rechten Unterschenkel schwungvoll und locker auf und ab. Das Hochschleudern muss kräftig ausgeführt werden. Das löst den Venenstau. Wiederholen Sie die Übung 10-mal. Dann führen Sie sie mit dem linken Bein durch.

◆ Sie liegen auf dem Rücken, stellen wieder einen Fuß nahe ans Becken. Das andere Bein wird durchgestreckt hochgehalten. Jetzt beschreiben Sie mit diesem Fuß in der Luft langsame Kreise. Das entlastet die Venen und aktiviert die Wadenmuskulatur. Machen Sie 10 Kreise. Dann kommt das andere Bein dran.[2]

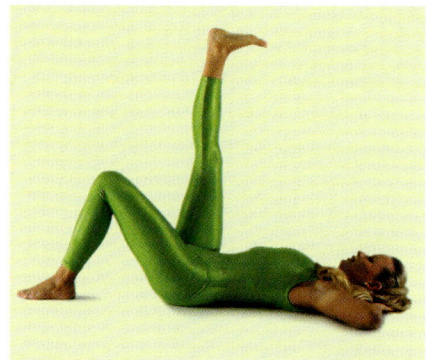

◆ Jetzt ist Bauchlage angesagt. Legen Sie sich flach auf den Boden, die Beine sind ausgestreckt. Stützen Sie sich auf die Unterarme und heben Sie damit den Oberkörper etwas an. Nun schlagen Sie beide Unterschenkel gleichzeitig hinten hoch und schleudern Sie die Fersen 20-mal fest in Richtung Po. Danach strecken Sie die Beine auf dem Boden wieder aus und machen eine kleine Pause. Dann klappen Sie die Unterschenkel noch einmal 20-mal nach hinten hoch. Sie können auch immer nur ein Bein hochschleudern: zuerst das rechte, dann das linke, auch immer jeweils 20-mal.[2]

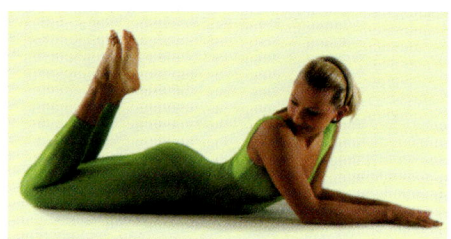

## Venengymnastik im Sitzen

◆ Setzen Sie sich auf einen Stuhl und heben Sie mit den Zehen einen Gegenstand vom Boden hoch: etwa ein Taschentuch, einen Bleistift, einen Radiergummi. Halten Sie diesen Gegenstand etwa 15 Sekunden mit den Zehen in der Luft. Dann setzen Sie den Fuß wieder auf den Boden, nehmen den Gegenstand mit den Zehen des anderen Fußes und wiederholen die Übung.

---

[2]Aus dem Buch »5 Minuten für schöne Beine« von Prof. Hannelore Pilss-Samek, erschienen im Kneipp-Verlag, 2. Auflage Mai 1999.

◆ Setzen Sie sich auf einen Stuhl und stellen ein Bein senkrecht auf den Boden, das andere heben Sie in angewinkeltem Zustand hoch. Dabei müssen Sie den Oberschenkel des angehobenen Beines mit beiden Händen halten. Nun schleudern Sie den Unterschenkel ganz locker nach vorn. Wiederholen Sie 20-mal. Dann machen Sie

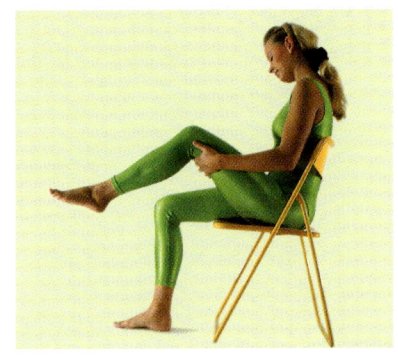

die Übung mit dem anderen Bein. Der Vorteil: Diese Übung können Sie jederzeit und überall durchführen.[2]

◆ Sie sitzen auf einem Stuhl. Die Beine stehen vor Ihnen gerade auf der Erde. Die Oberschenkel sind waagrecht, die Unterschenkel senkrecht. Nun stellen Sie beide Beine gleichzeitig auf die Zehenspitzen und stellen Sie danach wieder auf die ganzen Fußsohlen.

◆ Aus derselben Ausgangsposition starten Sie nun folgende Sitzübung: Stellen Sie abwechselnd das linke, dann das rechte Bein langsam auf die Ferse und dann wieder auf die Sohle. Wichtig ist, dass Sie dabei ganz fest mit den Füßen gegen den Boden drücken.

◆ Setzen Sie sich auf den Boden. Stellen Sie die Beine mit angewinkelten Knien auf. Nun pressen Sie die Knie mit beiden Händen fest zusammen und drücken mit den Knien als Widerstand dagegen. Sie sollen das jeweils 10 Sekunden durchhalten. Die Übung muss 2- bis 3-mal wiederholt werden. Danach machen Sie es genau umgekehrt: Die Knie werden wieder zusammengepresst.

Nun versuchen Sie, mit den Händen von innen her die Knie auseinander zu ziehen. Wieder sollten Sie 10 Sekunden durchhalten und die Übung 2- bis 3-mal wiederholen.[1]

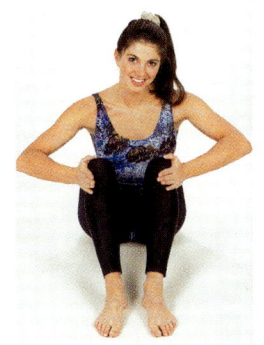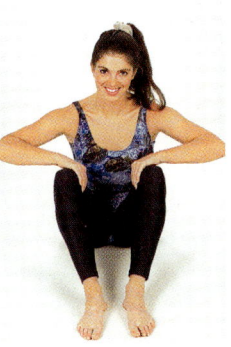

◆ Setzen Sie sich auf einen Stuhl, halten Sie sich mit beiden Händen an der Sitzfläche des Stuhles fest. Nun heben Sie beide Beine an und tun so, als würden Sie kräftig in irgendwelche Pedale treten.

Zuerst 15-mal vorwärts, nach einer kleinen Pause 15-mal rückwärts. Sie müssen bei dieser Übung gut durchatmen.

◆ Wieder dieselbe Ausgangsposition: Sie sitzen und legen das rechte Bein mit dem äußeren Knöchel auf den linken Oberschenkel. Halten Sie dabei ganz fest mit der linken Hand den rechten Vorderfuß. Danach wiederholen Sie die Übung mit dem anderen Fuß.

◆ Wiederholen Sie die Übung und setzen Sie das rechte Bein wieder auf den linken Oberschenkel. Nun aber legen Sie die Handfläche der linken Hand an die Fußsohle des rechten Beines. Und dann drücken Sie mit dem Fuß gegen die Hand.

Dieser Druck sollte vom ganzen Fuß ausgehen.

◆ Sie sitzen wieder auf dem Stuhl. Klemmen Sie die Arme hinter die Lehne. Heben Sie beide Beine hoch, grätschen Sie sie und ziehen Sie in dieser Stellung 15-mal die Knie an Ihren Körper heran. Danach strecken Sie sie wieder weg. Vergessen Sie dabei nicht gleichmäßig zu atmen.

◆ Sie sitzen wieder auf einem Stuhl. Strecken Sie die Beine vor und heben Sie sie vom Boden ab. Jetzt drücken Sie die Zehen nach vorn, als ob Sie ein Gaspedal treten wollten.

Danach ziehen Sie die Zehen in Richtung Schienbein zurück. Machen Sie das einmal mit dem rechten, dann wieder mit dem linken Fuß. Wiederholen Sie die Übung 20-mal.

◆ Sie sitzen auf einem Stuhl, heben die Beine etwas vom Boden hoch und beschreiben dann mit den Füßen kleine Kreise, einmal nach außen herum, dann nach innen herum.

Sie können bei dieser Übung aber auch die Fersen auf dem Boden stehen lassen. Die Übung sollte 30-mal wiederholt werden.

◆ Und wieder sitzen Sie auf dem Stuhl, heben die Beine etwas hoch. Krallen Sie die Zehen kräftig ein und zählen dabei bis 10. Danach strecken Sie die Zehen wieder aus. Man kann diese Übung übrigens sowohl mit als auch ohne Schuhe durchführen.

◆ Setzen Sie sich auf den Boden und winkeln die Beine an. Jetzt klopfen Sie mit den Zehen auf den Boden. Danach strecken Sie die Zehen in die Höhe und drücken die Fersen fest gegen den Boden. Wenn Sie das immer schneller machen, so ist das ein Auf- und Abwippen der Füße.

Machen Sie das jeweils 30 bis 40 Sekunden. Die Übung muss oft wiederholt werden.

## Venengymnastik im Stehen

◆ Stellen Sie sich im Schritt hin, erheben Sie sich voll Schwung auf die Zehenspitzen und gehen Sie dann ganz langsam auf die Fersen zurück.

◆ Stellen Sie sich aufrecht hin, die Beine stehen nebeneinander. Nun pendeln Sie mit dem Oberkörper zuerst nach links, dann nach rechts und verlagern so jedes Mal das Gewicht und den Druck auf nur einen Fuß. Sie müssen den Druck an der Innen- oder Außenkante des Fußes deutlich spüren.

◆ Stellen Sie sich wieder aufrecht hin. Nun heben Sie zuerst den linken ausgestreckten Fuß seitlich hoch und klappen ihn dann wieder zurück. Machen Sie das 20-mal. Dann wird die Übung mit dem rechten Fuß wiederholt.

◆ Stellen Sie sich hin. Heben Sie das rechte Bein und strecken Sie es kerzengerade von sich weg nach hinten. Gleichzeitig beugen Sie Ihren Oberkörper vor.
Und dabei strecken Sie den linken Arm nach hinten, den rechten Arm nach vorn. Versuchen Sie, in dieser Position das Gleichgewicht 10 bis 20 Sekunden zu halten.

◆ Stellen Sie sich wieder ganz locker und aufrecht hin. Stützen Sie die Hände in den Hüften ab. Stellen Sie sich ganz fest auf das linke Bein und lassen Sie nun das rechte Bein aus den Hüften vor und zurück pendeln. Das muss ganz locker geschehen. Das Bein sollte 30-mal pendeln. Dann machen Sie die Übung mit dem anderen Bein.

◆ Stellen Sie sich aufrecht in Schrittstellung hin. Die Füße müssen in einer Linie hintereinander stehen. Halten Sie sich dabei am besten an einer Stuhllehne fest. Nun heben Sie die Zehen langsam bis zum höchsten Zehenstand empor und verlegen dabei das Gewicht vom rückwärtigen auf den vorderen Fuß. Knie und Hüftgelenke bleiben dabei gestreckt. Die Übung sollte 20-mal hintereinander durchgeführt werden.[1]

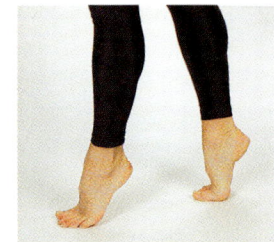

◆ Sie stehen aufrecht da und drehen die Zehen beider Füße einwärts. Die Fersen weisen ganz auseinander. In dieser Stellung heben und senken Sie nun die Füße.

Die Knie müssen bei dieser Übung durchgestreckt sein. 10-mal wiederholen.[1]

◆ Sie stehen locker da, greifen mit den Zehen eines Fußes ein Taschentuch auf dem Boden und heben es auf, versuchen es so lange wie möglich in der Luft zu halten und setzen es dann wieder ab. Sie können bei dieser Übung aber auch nur so tun, als würden Sie etwas greifen und heben.

◆ Gehen Sie einige Minuten leicht vorgebeugt auf den Zehenspitzen durch die Wohnung, als wollten Sie sich anschleichen.[1]

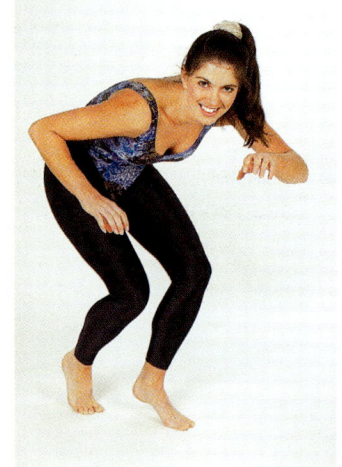

◆ Stellen Sie sich kerzengerade hin, strecken Sie die Arme hoch und ziehen den Körper hoch, bis Sie auf den Fußspitzen stehen. In dieser Position bleiben Sie 5 Sekunden. Dann setzen Sie die Fersen wieder langsam auf den Boden zurück. Die Übung muss 15-mal wiederholt werden.

◆ Gehen Sie einfach barfuß in Ihrer Wohnung auf und ab. Rollen Sie dabei den Fuß ganz bewusst von der Ferse bis zur Zehenspitze.

◆ Stellen Sie sich hin, heben Sie ein Bein durchgestreckt hoch und schwingen Sie es so in der Luft, dass Sie dabei eine Acht zeichnen. Machen Sie das mit jedem Bein 20-mal.

◆ Stellen Sie sich hin und laufen Sie im Stand an immer derselben Stelle. Sie sollten dabei das Tempo beschleunigen und auch die Laufdauer verlängern.[1]

◆ Legen Sie eine Schnur kerzengerade auf den Fußboden auf. Nun gehen Sie aufrecht wie ein Seiltänzer genau der Schnur entlang. Mit dem Vorteil, dass Sie nicht abstürzen, sondern höchstens daneben treten können. Breiten Sie dabei die Arme weit zur Seite aus. Danach gehen Sie dieselbe Strecke wieder zurück. Diesmal aber setzen Sie den rechten Fuß bei jedem Schritt links vom Seil, den linken Fuß rechts vom Seil auf.

◆ Gehen Sie aufrecht durch die Wohnung, strecken Sie die Arme dabei ganz weit nach oben und atmen Sie dabei tief ein. Dann lassen Sie die Arme nach unten pendeln und atmen gleichzeitig aus. Machen Sie das 30-mal.

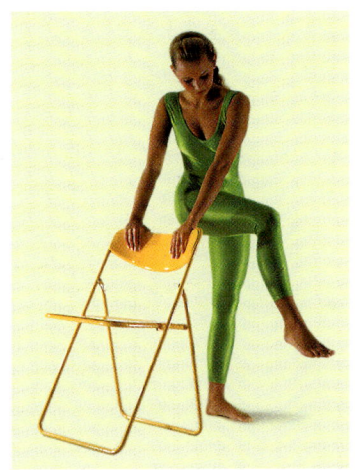

◆ Stellen Sie sich hinter einen Stuhl und stützen Sie sich mit beiden Händen auf die Lehne. Winkeln Sie das rechte Bein locker an und drehen Sie es dann mit einer Beckendrehung nach links. Dann schleudern Sie das linke Bein angewinkelt nach rechts. Wiederholen Sie die Übung 20-mal.[2]

Wählen Sie jeweils 6 bis 8 Übungen aus und führen Sie diese gewissenhaft durch. Danach legen Sie sich hin, lagern die Beine auf ein Kissen und ruhen sich etwa 10 bis 15 Minuten aus. Dann erst werden Sie sich so richtig wohl fühlen.

# Die richtige Ernährung
# für gesunde Beine: Die gibt es!

Wer mit gesunden, schönen Beinen durchs Leben gehen möchte, der muss auch auf seine Ernährung achten. Sie denken, Beine und Ernährung haben hat nichts miteinander zu tun? Irrtum. Speziell bei einer Veranlagung zu schwachen Venen kommt es sehr darauf an, was man isst und wie viel man isst. Man weiß heute: Es gibt Naturprodukte in unserem Speiseplan, das Blut flüssig halten und damit die Blutfließgeschwindigkeit verbessern können. Man weiß, dass eine Reihe von Mineralstoffen und Spurenelementen die Venenwände festigen. Und man weiß auch, dass viele Substanzen in der Nahrung körpereigene Schadstoffe und Schadstoffe aus der Umwelt, die unsere Körperzellen bedrohen, entschärfen und neutralisieren können. Ein weiterer ganz wichtiger Aspekt: Reichlich Wasser trinken.

Ich weiß: Es gibt in Büchern zum Thema Venenprobleme selten Ernährungsratschläge, mitunter sogar keine. Ich finde es aber ganz wichtig, dass wir im Interesse unserer Venen genau auf unser tägliches Essen und Trinken achten. Machen Sie daher mit beim »Venentraining mit Messer und Gabel«.

## Fünf kleine Mahlzeiten am Tag:
## Das entlastet die Venen

Wenn Sie die vielfach verbreitete Gewohnheit von drei großen Mahlzeiten am Tag ablegen und dafür fünf kleinere einnehmen, dann werden Sie sofort einige Vorteile spüren: Sie gehen mit mehr Schwung und Leistungskraft durch den Tag. Sie reduzieren Leistungstiefs und fühlen sich nicht mehr so ausgelaugt wie früher. Und auch die Beine sind nicht mehr so schwer und müde. Außerdem: Die Verdauung wird wenig Probleme bereiten. Eine Verstopfung belastet schwache Venen, weil das Pressen beim Stuhlgang Druck erzeugt.

Wir sollten unsere Essgewohnheiten viel mehr unserem Biorhythmus anpassen. Keiner von uns ist von morgens bis abends in Hochform. Jeder von uns hat so seinen »Durchhänger«. Die Leistungskurve geht nach unten. Das kann man mit der Ernährung teilweise verhindern.

Das ist die ideale Einteilung der Nahrungszufuhr: 3 Hauptmahlzeiten am Morgen, mittags und am Abend, dazwischen jeweils ein kleiner Imbiss am Vormittag und am Nachmittag. Das hat auch große Vorteile für den Stoffwechsel. Unsere Verdauungsorgane werden nicht so sehr beansprucht. Die Blutzuckerkurve verläuft flacher. Man muss allerdings peinlich genau darauf achten, dass keine der fünf Mahlzeiten zu üppig ausfällt, sonst steigt das Körpergewicht. Das bedeutet: Die Hauptmahlzeiten müssen logischerweise kleiner als bisher sein.

# Jeden Tag zwei Liter Flüssigkeit halten das Blut flüssig

Der menschliche Organismus benötigt täglich 1,5 bis 2 Liter Wasser. Es ist für alle Lebensvorgänge unentbehrlich. Unser Körper braucht Wasser als Baustoff, zum Transportieren und Lösen von Nährstoffen sowie zum Temperaturausgleich. Jeden Tag gibt der Körper über Harn, Haut und Atemluft 2,5 Liter Flüssigkeit ab. Diese Verluste müssen ersetzt werden. Sonst wird das Blut dickflüssig. Das wiederum ist schlecht für die Venen und fördert die Bildung von Krampfadern.

Es ist keine Frage, die wertvollste und sinnvollste Flüssigkeit ist das Wasser: Mineralwasser, stilles Mineralwasser oder qualitativ hochwertiges Leitungswasser. Ein gute Alternative sind ungesüßte Kräutertees. Der Vorteil dieser gesunden Flüssigkeiten: Sie haben keine Kalorien. Das ist auch wieder gut für die Beine.

Kinder und junge Menschen haben meist großen Durst und daher ein ausgeprägtes Bedürfnis, reichlich Flüssigkeit aufzunehmen. Sie werden kein Problem damit haben, jeden Tag 2 Liter Wasser zu konsumieren. Erfahrungsgemäß trinken hingegen ältere Menschen viel zu wenig. Die Erklärung dafür: Mit den Jahren lässt das Durstgefühl nach. Es ist daher wichtig, sich jeden Morgen die Mengen, die man trinken muss, vorzugeben. Das geht ganz einfach: Man stellt sich 2 Flaschen Mineralwasser auf den Tisch und gibt sich selbst den Auftrag: Die Flaschen müssen abends leer sein. So hat man eine exakte Kontrolle über die lebenswichtige Flüssigkeitsaufnahme. Menschen, die zu wenig trinken, haben Kreislaufprobleme, die im Laufe der Zeit auch zu Venenproblemen in den Beinen führen können.

## Ausgewogen und vollwertig essen: Das hält die Beine gesund!

Die tägliche Ernährung kann nur dann gesundheitsfördernd sein, wenn sie ausgewogen, vielseitig und vollwertig ist. Je mehr verschiedene Nahrungsmittel man bei jeder Mahlzeit kombiniert, desto mehr lebensnotwendige Nährstoffe und Vitalstoffe erhält unser Organismus. Unser Körper benötigt eine breite Palette an lebenswichtigen Substanzen: Eiweiß, Fett, Kohlenhydrate, Vitamine, Mineralstoffe, Spurenelemente, Enzyme, Ballaststoffe, Wasser. Er braucht von allem etwas, also keine großen Mengen. Wer täglich aus einem breitem Angebot an Lebensmitteln möglichst Verschiedenes isst, der kommt den Bedürfnissen unseres Körpers nach. Ein idealer Speiseplan sollte so aussehen:

◆ Bei Getreide, Getreideprodukten und Kartoffeln (Erdäpfeln) darf man kräftig zulangen. Täglich etwa 5 – 7 Scheiben Brot, 270 Gramm gekochte Teigwaren oder Naturreis, 5 mittelgroße Kartoffeln.

◆ Gleich danach kommen Gemüse und Hülsenfrüchte: Täglich mindestens 1 Portion Gemüse von 200 Gramm und 100 Gramm Salat. Ebenso wichtig: Täglich mindestens 2 Stück Obst oder 250 Gramm gemischtes Obst.

◆ Etwas sparsamer sollte man mit Milch und Milchprodukten umgehen: Täglich 1/4 Liter fettarme Milch oder 1 Becher Jogurt oder 90 Gramm Käse.

◆ Was den Konsum von Fisch, Fleisch und Eiern anbelangt, so gilt die Regel: 2-mal pro Woche 150 – 200 Gramm Meeresfisch, 2- bis 3-mal pro Woche 1 Portion zu je 150 Gramm Fleisch und 2- bis 3-mal 50 Gramm Wurst. Dazu 3 Eier pro Woche.

◆ Absolut sparsam müssen wir mit Fetten und Ölen umgehen. Pro Tag sollten wir nicht mehr als 40 Gramm Streichfett und Kochfett konsumieren. Das sind etwa 2 Esslöffel Butter oder Margarine. Außerdem können 1 bis 2 Esslöffel hochwertiges Pflanzenöl für die Zubereitung von Speisen verwendet werden.

Einseitiges Essen schadet im Laufe der Zeit der Gesundheit, da es zu Mangelerscheinungen kommen kann. Dadurch kann der Grundstein zu einer Reihe von Erkrankungen gelegt werden. Ganz besonders müssen junge Leute und Senioren darauf achten. Die Jungen sind allzu oft verleitet, unentwegt Fastfood zu essen. Die Senioren ernähren sich oft – in falscher Bescheidenheit und Unwissenheit – wochenlang nur mit Kaffee und weißen Brötchen. In beiden Fällen ist ein Mangel an lebenswichtigen Vitalstoffen vorprogrammiert.

# Jeden Tag Obst und Gemüse: Da jubeln die Venen!

Frisches Obst und Gemüse müssen im Mittelpunkt einer gesunden Ernährung stehen. Wer rohes Gemüse nicht verträgt, sollte es schonend zubereiten. Auf diese Weise bekommt der Organismus wertvolle Vitamine, Mineralstoffe, Spurenelemente und Enzyme. Dieser Bedarf kann nur gedeckt werden, wenn Sie regelmäßig reichlich Obst und Gemüse essen. Das kann zu keinem Gewichtsproblem werden, weil Obst und Gemüse wenig Kalorien haben.
Es ist ein großer Unterschied, ob Sie zum Dessert ein Stück Torte oder einen Apfel verzehren oder ob Sie ein warmes Fleischgericht oder ein Stück Vollkornbrot mit einer Rohkostplatte genießen. Obst und Gemüse liefern wichtige Ballaststoffe, die den Darm aktivieren, die Venen stärken und zu hohe Cholesterinwerte senken. Es sollte kein Tag vergehen, an dem Sie nicht Gemüse, Hülsenfrüchte, Kartoffeln und Obst gegessen haben.

## So natürlich wie möglich:
## Das macht die Venen stark

Alle Naturprodukte, die wir essen, sollten so natürlich wie möglich bleiben. Das bedeutet: Roh und so frisch wie möglich essen und schonend zubereiten, sodass sämtliche Vitalstoffe – zumindest zu einem überwiegenden Teil – erhalten bleiben. Das ist in unserer täglichen Ernährung leider nicht selbstverständlich. Obst und Gemüse werden oft nach dem Kauf zu lange oder schlecht gelagert. Viele Naturprodukte werden zu lange gekocht oder mehrmals wieder aufgewärmt.

Sehr oft wird beim Zubereiten zu viel Wasser verwendet. Dabei werden viele Nährstoffe ausgelaugt. Die Vitamine werden zerstört, weil die Lebensmittel zu sehr dem Licht, der Luft, der Hitze und dem Wasser ausgesetzt sind.

## Fettarm, aber nicht fettfrei:
## Ein Gebot für gesunde Venen

Es ist unbestritten: Wir brauchen in unserem Organismus Fett für unseren Fettstoffwechsel und die Energiegewinnung sowie für die Aufschließung und Verarbeitung der fettlöslichen Vitamine A, D, E und K. Daher ist es nicht sehr sinnvoll, fettlos zu essen. Die Devise muss aber lauten: Wenig Fett ist gesünder! Zu viel Fett macht fett, es liefert große Mengen an Kalorien. Übergewicht und viele Krankheiten entstehen durch einen übermäßigen Konsum an Fett. Dabei sind am gefährlichsten die so genannten »versteckten« Fette in Wurst, Fleisch, Käse, Eiern, Milch, Nüssen, Süßwaren und in der Schokolade. Damit sollten Venenpatienten sparsam umgehen.

Greifen Sie beim Einkauf zu fettarmen Lebensmitteln. Es ist heute fast auf allen Packungen der Fettgehalt angegeben.

Streichen Sie Fette wie Margarine oder Butter dünn aufs Brot. Überlegen Sie, ob es in manchen Fällen vielleicht gar nicht notwendig ist, ein Streichfett zu verwenden.

Verwenden Sie für Salate ausschließlich hochwertige, nach Möglichkeit kaltgepresste Pflanzenöle mit einem hohen Anteil an ungesättigten Fettsäuren.

Dazu gehören beispielsweise Olivenöl, Maiskeimöl, Sonnenblumenöl, Distelöl, Weizenkeimöl, Sesamöl. Sparen Sie beim Zubereiten von Speisen so oft wie möglich Fett. Verwenden Sie beim Braten speziell beschichtete Pfannen. Dünsten und dämpfen Sie das Gemüse ohne Fett. Schöpfen Sie von Bratensoßen und Fleischsuppen das Fett ab. Bauen Sie Paniertes und Frittiertes so selten wie möglich in Ihren Speiseplan ein. Ihre Venen werden es Ihnen danken.

Zu den fettarmen Lebensmitteln in unserer tägliche Nahrung gehören: Brot, Getreide, Haferflocken, Beinschinken ohne Fettrand, Putenschnitzel, Hühnerbrust, Topfen (Quark), Buttermilch, fettarme Milch, gedämpfter Meeresfisch, Pellkartoffeln (gedämpfte Erdäpfel), Gemüse roh oder gedünstet, Obst.

Zu den fettreichen Lebensmitteln, die mit Vorsicht zu genießen sind, gehören: Schokolade, Bonbons, Erdnüsse, Kuchen, Croissants, fette Fleischsorten, Speck, Bratwurst, Schlagsahne, Käse mit 60 % Fettanteil, marinierte Heringe, geräucherte Makrelen, Bratkartoffeln, Pommes frites, Kartoffelchips.

# Fleisch nur in kleinen Mengen: Das hält die Venen jung

Wenn Sie gesund leben, Beine und speziell Venen gesund erhalten und entlasten wollen, dann sollten Sie tierisches Eiweiß – Fleisch, Wurst, Eier – nicht in zu großen Mengen und nicht zu oft essen. An sich ist Fleisch ein wertvolles Lebensmittel, da es dem Organismus neben dem Eiweiß reichlich Vitamin B1, Zink und Eisen zuführt. Aber mit dem tierischen Eiweiß bekommen wir auch Fette, Cholesterin und Purine angeliefert.

Es macht daher Sinn, wenn wir uns Eiweiß alternativ auch aus Fisch und Kartoffeln, Hülsenfrüchten und Getreide holen. Dabei aber muss man wissen: Tierisches Eiweiß – in Maßen genossen – ist besonders wertvoll, da es dem Körpereiweiß des Menschen in seiner Zusammensetzung ähnlich ist und die lebensnotwendigen Bausteine im richtigen Verhältnis – mit 23 Aminosäuren – liefert.

Besondere Vorsicht ist bei Innereien am Platz. Durch die Zunahme der Umweltschadstoffe sind sie ganz besonders belastet. Außerdem treiben die Purine, die in den Innereien enthalten sind, den Harnsäurespiegel gewaltig in die Höhe. Wenn diese Harnsäure nicht abgebaut werden kann, dann setzt sie sich in Form von Kristallen in den Gelenken ab. Diese entzünden sich. Es kann zu Rheuma und Gicht kommen. Innereien enthalten auch besonders viel Cholesterin und ein hoher Cholesterinspiegel ist ein gefährlicher Risikofaktor für Herz und Kreislauf.

Wer häufig gepökelte Fleischwaren und Würste isst, der nimmt damit außerdem noch viel zu viel Salz auf. Und das wieder treibt oft den Blutdruck in die Höhe.

Wer gesünder leben möchte, der sollte nicht öfter als 2- bis 3-mal pro Woche Fleisch als Hauptmahlzeit essen. Und jedes Mal, wenn es Fleisch gibt, darf es nicht das größte Stück auf dem Teller sein. Wir müssen uns folgendes Maß vor Augen halten: Das Fleisch sollte – in Gesellschaft von Salaten und anderen Beilagen – das kleinste Stück sein. Das bedeutet in der Praxis: Eine Portion Fleisch sollte höchstens 150 Gramm, eine Portion Wurst höchstens 50 Gramm haben. Was das Ei betrifft, so gilt die Regel: 3 Stück pro Woche.

Essen Sie 2-mal pro Woche 150 bis 200 Gramm Meeresfisch. Fisch liefert hochwertiges Eiweiß, und reichlich die wichtigen Omega-3-Fettsäuren und Jod. Unser Organismus braucht Jod für den Aufbau des Schilddrüsenhormons. Jodmangel führt zu einer vergrößerten Schilddrüse.

Allerdings: Wenn man selten Fleisch isst und zeitweise ganz darauf verzichtet, dann muss man aus anderen Quellen die lebensnotwendigen Eiweißbausteine – Aminosäuren genannt – aufnehmen.

Welche Kombinationen aus anderen Lebensmitteln kann man da zusammenstellen? Hier einige Beispiele, die der Verdauung gut tun, außer man neigt zu Blähungen: Kartoffeln mit Rührei, Frikadellen (Laibchen) aus Vollkorngetreide mit Kräuterquark (-topfen), Bohneneintopf oder Linsensuppe, verfeinert mit wenig Sahne, und Brot.

# Unsere Venen bitten um Vollkornprodukte

Wer seine Venen optimal unterstützen und kräftigen möchte, der sollte viele Vollkornprodukte in den Speiseplan einbauen. Dazu gehören: Vollkornbrot, Naturreis, Getreidegerichte, Vollkornteigwaren, Haferflocken und Müsli. Vollkornprodukte liefern wertvolle Ballaststoffe, weiters Vitamine, Mineralstoffe und Spurenelemente. Sie enthalten aber auch hochwertiges Eiweiß, Stärke und Fett.
Die Vitalstoffe sitzen in ganz besonders großen Mengen in den Randschichten des vollen Korns. Im Weißmehl ist kaum etwas davon festzustellen.

# Unsere Venen hassen zu viel Süßes

Viele von uns essen für ihr Leben gern Süßes. Sie rühren Unmengen von Zucker in den Kaffee oder Tee. Sie naschen Bonbons und gönnen sich nach jeder Mahlzeit ein Dessert. Das ist für die allgemeine Gesundheit nicht sehr gut. Zucker und Süßigkeiten in großen Mengen führen zu Übergewicht. So geht man am besten mit Süßem um: Versuchen Sie, mit wenig Zucker auszukommen. Finden Sie wieder zu einem natürlichen Geschmacksempfinden zurück. Vergessen Sie nicht: Zu viel Zucker in der täglichen Ernährung bringt den Blutzuckerspiegel aus dem Gleichgewicht. Je mehr Zucker aufgenommen wird, desto mehr steigt der Blutzucker an. Damit diese hohen Mengen an Zucker aus dem Blut abtransportiert werden können, produziert die Bauchspeicheldrüse mehr Insulin. Der Blutzuckerspiegel fällt rapid ab. Derart große Schwankungen belasten den Stoffwechsel, machen schnell müde und lösen bald wieder Hunger aus – ein verhängnisvoller Kreislauf.

Es ist wichtig zu wissen: Zucker ist reich an Energie. Er ist aber gleichermaßen arm an Vital- und Nährstoffen. Wenn Sie ein Stück Obst genießen, nehmen Sie viele Vitamine, Mineralstoffe, Enzyme und Spurenelemente auf. Das alles fehlt in einem Stück Kuchen. Wer selten Süßigkeiten isst, schont damit seine Venen. Konsumieren Sie aber auch nicht zu viel Süßstoffe und Zuckeraustauschstoffe. Lernen Sie besser, mit weniger süßem Geschmack auszukommen.

# Wenig Salz und viele Kräuter für ein schnelles Blut

Salz ist ein wichtiger Bestandteil unserer täglichen Nahrung. Wir brauchen Salz für das Funktionieren unseres Wasserhaushaltes. Ein erwachsener Mensch braucht täglich etwa 5 Gramm Salz. Doch die meisten von uns übertreiben und konsumieren etwa 15 bis 18 Gramm täglich. Das ist entschieden zu viel. Es kann den Wasserhaushalt stören und vor allem einen vorhandenen Bluthochdruck verstärken. Es stört aber auch erheblich den Blutstrom in den Venen. Verfeinern Sie viele Speisen mit wenig Salz, dafür aber zusätzlich mit einer Fülle von frischen Kräutern und Gewürzen. Sie verstärken den Eigengeschmack vieler Speisen und haben zusätzlich noch gesundheitsfördernde Wirkung, weil sie viele Verdauungsvorgänge beschleunigen und verbessern.

Ein Geheimtipp: Bauen Sie reichlich Knoblauch, Zwiebel und Bärlauch in Ihren Speiseplan ein. Diese Kräuter machen das Blut flüssiger und fördern damit in den Venen den Rücktransport des Blutes zum Herzen. Knoblauch wirkt übrigens ganz besonders erfolgreich, wenn man ihn abends konsumiert, das hat Prof. Dr. Siegel von der Freien Universität Berlin herausgefunden. Knoblauch wirkt nämlich wie ein pflanzliches HDL, also ein gutes, schützendes Cholesterin. Der Organismus produziert das schädliche LDL-Cholesterin überwiegend nachts. Daher wird nachts der Knoblauch gebraucht.

Zu den salzreichen Lebensmitteln, die man mit schwachen Venen sparsam genießen sollte, gehören: fast alle Käsesorten, ganz besonders die Edelpilzkäse, Gemüse aus der Konserve, Fertiggerichte, Wurst, Pökelfleisch, Geräuchertes, gesalzene und geräucherte Fischsorten, Ketchup, Suppenextrakt, Fertigsoßen, Senf.

# Mit Wasseranwendungen gegen Venenprobleme

»Im Wasser ist Heil!« Das war ein Spruch von Pfarrer Sebastian Kneipp. Er hat bereits im 19. Jahrhundert die Beobachtungen gemacht, wie sehr der Mensch allein mit der Wassertherapie Beschwerden bekämpfen und seinen Organismus stärken kann. Das gilt natürlich auch für die Beine, im Speziellen für die Venen.

Und so funktioniert die Wasserbehandlung an den Beinen: Die Venenwände sind elastisch. Der Venenquerschnitt kann verändert werden. Die Muskulatur in den Venenwänden wird in ihrer Funktion durch das vegetative Nervensystem gesteuert. Man kann immer wieder beobachten, dass die Aktivität der Venen temperaturabhängig ist. Allerdings weiß man bis heute nicht, ob diese Temperaturabhängigkeit durch die Einwirkung auf die Nerven, auf die Muskulatur oder auf hormonähnliche Nervenbotenstoffe zurückzuführen ist. Tatsache ist, dass die Anwendung von kaltem Wasser den Venen gut tut und die Beschwerden erfolgreich bekämpft. Durch das kalte Wasser verengen sich die Venen und können nicht mehr so leicht dem Druck des Blutes nachgeben. Der Blutstrom wird schneller.

Sowohl bei einer beginnenden als auch bei einer bereits vorhandenen Venenerkrankung wird die Spannkraft in den Venenwänden erhöht. Dadurch werden der Venendruck und der Blutfluss verbessert und die Neigung zu Schwellungen im Bein merkbar reduziert.

Dazu kommt noch: Beim Eintauchen ins Wasser nimmt der Umfang der Beine ab. Dieser Effekt ist bei kaltem Wasser – etwa bei 15 bis 18 Grad Celsius – größer. Die Druckwirkung des Wassers löst ein Zusammenziehen des Venenmuskels aus. Daher eignen sich Kneipp'sche Kaltwasseranwendungen ausgezeichnet zum Vorbeugen und zum Behandeln von Venenproblemen. Man muss sie allerdings konsequent über lange Zeit durchführen.

Pfarrer Kneipp wies immer darauf hin, dass kalte Wasseranwendungen nur unter ganz bestimmten Bedingungen durchgeführt werden dürfen: Der Raum, in dem die Behandlungen stattfinden, darf nicht unter 20 Grad Celsius Raumtemperatur haben. Es darf keine Zugluft herrschen. Danach müssen die nassen Beine sanft wiedererwärmt werden, z. B. durch Bewegung. Der Patient muss gut durchwärmt sein. Er sollte keinen allzu vollen Magen haben, aber auch nicht ganz nüchtern sein. Wenn man alles richtig gemacht hat, dann ist die behandelte Hautstelle leicht gerötet.

Kaltwasseranwendungen dürfen nicht durchgeführt werden, wenn jemand an einer Blasenentzündung, einer Nierenbeckenentzündung oder an schweren arteriellen Durchblutungsstörungen leidet. Am besten ist es, einen Kneipparzt zu fragen. Informationen erteilt der Österreichische Kneippbund in Leoben (03842/21682) oder der Deutsche Kneippbund e. V. in Bad Wörishofen (Tel. 08247/3002-0).

## Die bekannteste Kneippanwendung: das Wassertreten

Legen Sie in die Badewanne eine Gummimatte, damit Sie nicht ausgleiten können. Dann lassen Sie kaltes Wasser ein, so dass die Wanne etwa 3/4 voll ist. Sie können auch eine spezielle Fußbadewanne verwenden. In beiden Fällen darf das Wasser nicht eiskalt sein, es sollte etwa 15 bis 18 Grad Celsius haben. Nun steigen Sie mit den nackten Füßen ins Wasser und gehen im Storchenschritt hin und her. Das heißt: Sie heben abwechselnd das rechte und das linke Bein so hoch an, bis der Oberschenkel waagrecht ist. Dann tauchen Sie das Bein wieder ein. So treten Sie am besten jeden Morgen und jeden Abend maximal 2 Minuten auf der Stelle. Danach werden die Beine mit einem Frottiertuch nicht fest abgerieben, sondern nur sanft abgetrocknet. Gehen Sie noch einige Minuten hin und her. Dann erst Strümpfe anziehen. Sie werden es selbst erleben: Nach dem Wassertreten lassen sofort das Schweregefühl und die Müdigkeit in den Beinen nach.

Die Erklärung: Durch das kalte Wasser haben sich die Gefäßwände zusammengezogen. Das Blut kann besser zum Herzen zurückfließen.

Eine andere Kneippanwendung ist das kalte Fußbad. Man gießt nicht zu kaltes Wasser in einen Eimer und stellt für nur 1 bis 2 Minuten die Füße hinein. Dann abtrocknen und noch einige Zeit barfuß in der Wohnung umherlaufen.

## Der Schenkelguss setzt starke positive Reize

Intensive positive Reize auf die Venen werden mit einem Schenkel-guss ausgelöst. Ober- und Unterschenkel werden mit kaltem Wasser begossen. Damit Wärmeverluste im gesamten Organismus vermieden werden, sollte der Oberkörper bekleidet sein, etwa mit einem kurzen Unterhemd. Damit die Beine gleichmäßig mit einem Wasserstrahl benetzt werden, sollte man einen Schlauch verwenden.

Beim Schenkelguss werden beide Beine einschließlich des Pos mit kaltem Wasser begossen. Der Wasserstrahl beginnt an der Außen-seite des rechten Fußrückens. Von dort führt man ihn langsam am Bein entlang hinauf bis zum Gesäß. Hier sollte der Wasserstrahl 5 bis 10 Sekunden verweilen. Bewegen Sie den Schlauch dabei hin und her. Dann führen Sie den Strahl wieder abwärts, diesmal an der Innen-seite des Beines bis zur Ferse. Danach beginnen Sie an der Außen-seite des linken Fußrückens. Schließlich führen Sie den Wasserstrahl an beiden Beinen jeweils von den Zehen an der Vorderseite des Bei-nes über Unterschenkel und Oberschenkel bis zur Leiste hoch. Ganz zum Schluss werden die Fußsohlen begossen. Danach sollte man sich 20 Minuten ins Bett legen. Die Beine hochlagern.

## Der Knieguss ist nicht nur für das Knie gedacht

Aber auch der Knieguss bringt Linderung. Man braucht nur einen ein-fachen Schlauch. Das Wasser sollte kühl und weich auf die Haut auf-treffen. Und so wird es richtig gemacht: Zuerst muss der Fußrücken des rechten Fußes begossen werden. Dann führt man den Wasser-strahl außen an der Wade entlang bis zur Kniekehle. Hier lässt man das Wasser etwa 10 Sekunden rinnen, sodass sich um das Bein ein Wassermantel bilden kann. Dann führt man den Strahl des Wassers an der Innenseite der Wade wieder zurück bis zum Fuß. Danach wird genau so das linke Bein behandelt.

Ist das erledigt, dann führt man das Wasser zum rechten Fuß zurück und leitet nun den Wasserstrahl am rechten Unterschenkel entlang des Schienbeines, besser gesagt etwas rechts davon, bis zur Knie-scheibe und lässt das Wasser hier wieder 10 Sekunden ablaufen. Dann kehrt man wieder entlang des Schienbeines zum Fuß zurück, diesmal knapp links neben dem Schienbein. Danach behandelt man das linke Bein.

Für jedes Bein muss man sich mindestens 30 Sekunden Zeit nehmen. Man sollte den Knieguss einmal täglich durchführen. Wenn man ihn morgens macht, dann hat man den ganzen Vormittag ein besseres Gefühl in den Beinen. Vor allem an warmen Sommertagen wird dem Betroffenen die Wirkung dieser Wasserbehandlung sehr gut tun.

## Blitzgüsse gibt es nur in Kuranstalten

Eine Sonderform des kalten Gusses ist der Blitzguss. Dabei kommt zum Reiz der kalten Wassertemperatur noch eine mechanische Wirkung dazu. Das Wasser entweicht mit einem Druck von 2 bis 3 atü aus einem üblich dimensionierten Schlauch, der an der Stelle, an der das Wasser austritt, mit einer Druckdüse versehen ist.

Der Patient steht in einer Entfernung von 3 bis 4 Metern vom Bademeister. Wegen der erforderlichen Einrichtung dafür und wegen der Intensität der Behandlung können Blitzgüsse nur in Kuranstalten durchgeführt werden.

## Der kalte Fußwickel und der Trick mit dem Strumpf

Wer keine Güsse mag, der kann Venenbeschwerden durch einen kalten Fuß- oder Beinwickel lindern. Man taucht ein großes dreieckiges Leinentuch in kaltes Wasser und wringt es nur ganz leicht aus. Die Fußsohle wird auf das Tuch aufgesetzt. Die Enden werden heraufgeschlagen. Das nasse Tuch wird leicht an das Bein angedrückt. Dann schlägt man ein Zwischentuch und eine Wolldecke darüber. Wenn das nasse Tuch um die Waden gewickelt wird, spricht man vom Wadenwickel.

Pfarrer Kneipp führte auch Behandlungen mit nassen Strümpfen durch. Wollstrümpfe (Baumwollsocken ohne Gummizug) werden in kaltes Wasser eingetaucht, ausgewrungen und angezogen. Darüber kommen trockene Wollstrümpfe.

Das kann man selbst überall durchführen: An heißen Sommertagen – etwa am Strand – feuchtet man die Stütz- oder Kompressionsstrümpfe am Bein einfach mit Wasser an. Am besten, man spritzt sanft etwas Wasser über die Strümpfe oder man befeuchtet sie mit einem nassen Waschlappen. Es kommt dabei zu einer Verdunstung am modernen Varilindgewebe der Strümpfe. Und das schafft einen deutlichen Kühleffekt.

### Bewegungsübungen im Wasser: ein Genuss für die Venen

Es muss nicht immer nur eine Kneipptherapie daheim oder in einem Kurzentrum sein, damit die Beine mit Wasser in Berührung kommen und Venenprobleme gemildert werden können. Nützen Sie zum Beispiel in der schönen Jahreszeit ein Badewochenende an einem See oder an einem Teich. Waten Sie am Ufer entlang im seichten Wasser. Auch das tut den Venen gut. Oder setzen Sie sich in Ufernähe ins Wasser und machen Sie unter Wasser einfache Gymnastikübungen. Oder wenn Sie auf eine Wanderung durch die Natur an einem Bach mit klarem, seichtem Wasser vorbeikommen: Machen Sie Rast, ziehen Sie Schuhe und Socken aus und gehen Sie im Bachbett ein wenig umher.

Wenn Sie Urlaub am Meer machen: Laufen Sie kilometerlang mit bloßen Füßen am Sandstrand. Ganz besonders vorteilhaft wirkt es sich auf die Venen aus, wenn Sie durch nassen Sand gehen oder wenn Sie direkt im seichten Wasser dahinwaten. Dabei wird das Blut besser aus den Venen gedrückt.
Der gesamte Blutrückfluss im Bein wird aktiviert und unterstützt. Wenn die Waden dabei mit Wasser bespritzt werden, wird die venöse Drainage gefördert, weil beim Verdunsten des Wassers auf der Haut Kühlung entsteht. Und diese aktiviert die Venenmuskulatur und die Strömung des Blutes.

# Wasserbehandlungen, die den Venen schaden

Wer Probleme mit seinen Venen hat oder wer dafür anfällig ist, der sollte wissen: Es gibt eine Reihe von Wasserbehandlungen, die den Venen schaden können. Jede Form von Wärmeeinwirkung auf ein Bein mit Krampfadern oder mit einem geschädigten Venensystem muss vermieden werden. Unter der Einwirkung von warmem Wasser erweitern sich die Venen. Die Klappen schließen nicht mehr richtig. Die Stauung wird vergrößert. Außerdem ist die Gerinnungsneigung des Blutes durch die gebremste Strömung erhöht. Das wieder bedeutet Thrombosegefahr.

Wer mit Venenproblemen eine Kur in einem Thermalbad absolviert, erhöht sein Risiko, eine Beinvenenthrombose zu entwickeln.

Moorbäder sind ebenso gefährlich. Wer also an Verschleißerscheinungen an den Gelenken oder an rheumatischen Beschwerden, gleichzeitig aber auch an einer Venenerkrankung leidet, der muss auf wärmespendende Moorbäder sowie auf Fangopackungen verzichten.

Besonders problematisch sind heiße Vollbäder. Dabei kommt es nicht nur zu einer örtlichen Venenerweiterung, sondern ganz allgemein zu einer Erweiterung des gesamten Venensystems. Auch wenn man sich nach dem heißen Wannenbad kalt duscht, kann damit die schädliche Wirkung des sehr warmen Wassers nicht ausgeglichen werden.

Zu den verbotenen Freizeitvergnügen für Venenpatienten gehören auch Saunabesuche. Besonders gefährlich sind sie für jene, die bereits einmal eine tiefe Beinvenenthrombose gehabt haben. Bei ganz leichten Venenproblemen muss man den Arzt fragen. Er wird eventuell seltene kurze Saunagänge gestatten. Dabei soll der Betreffende seine Zeit in der Sauna ausschließlich in horizontaler Lage verbringen. Anschließend müssen lange Kaltwasserbehandlungen durchgeführt werden. Auch hier muss man sagen: Sie machen die Belastung der Saunahitze nicht wett.

# Mit Arzneimitteln gegen Venenprobleme

Es ist noch gar nicht so lange her, da wurde die Wirkung mancher Arzneimittel und Medikamente, die gegen Venenprobleme eingesetzt werden, in ihrer Wirkung angezweifelt. Heute ist in zahlreichen Studien nachgewiesen, dass viele dieser Arzneien in der Behandlung von Venenerkrankungen ihren Stellenwert haben. Diuretika sollen Ödeme ausschwemmen. Ödemprotektiva sollen das Auftreten von Ödemen verhindern oder das Risiko reduzieren. Venotonika sollen Venen verengen.

Sklerosierungsmittel haben die Aufgabe, die Krampfaderbildung zu bremsen und zu verhindern, Antikoagulantien wirken gerinnungshemmend auf das Blut, Fribinolytika sollen Thrombosen in den Venen auflösen. Und dann gibt es die Lokaltherapeutika (auch ohne ärztliche Verschreibung in der Apotheke erhältlich), die äußerlich angewendet werden.

All diese Venenarzneien bewähren sich. Man muss dem Patienten allerdings klar machen: Sie helfen, dass man mit der Erkrankung besser fertig wird. Heilbar ist ein Venenleiden nie. Man ist damit das ganze Leben Patient. Doch man kann sehr viel selbst tun, um dennoch Lebensqualität zu haben.

Der Einsatz von venenwirksamen Medikamenten eignet sich ideal zur Unterstützung bei operativen Eingriffen oder bei der Kompressionstherapie. Sehr oft greift der Arzt auf Medikamente zurück, wenn aus irgendwelchen Gründen kein Eingriff durchgeführt werden kann.

# Natürliche Wirkstoffe zum Einnehmen: Vom Schnurbaum zur Rosskastanie

Bei vielen verschiedenen Arzneien zum Einnehmen bei Venenproblemen handelt es sich um natürliche Wirkstoffe oder Wirkstoffkombinationen in Form von Kapseln oder Tabletten. Und deswegen setzt man sie ein: Sie verringern die Durchlässigkeit der Venenwand und reduzieren damit die Bildung von Flüssigkeit im Gewebe. Sie entwässern das Gewebe, weil sie den Rücktransport von Ödemflüssigkeit ins Blut anregen. Sie erhöhen die Spannkraft in den Venenwänden. Viele Arzneien werden aus bekannten Natursubstanzen gewonnen. Zwar kann die schützende Wirkung solcher Arzneien nicht immer genau gemessen werden, aber man weiß: Schmerzen, Spannungsgefühle, müde und schwere Beine sowie Krämpfe im Bein gehen zurück oder verschwinden sogar vollständig.

Sehr beliebt in der Anwendung ist der Wirkstoff aus dem Samen der Rosskastanie, auch Aescin genannt. Er bietet Schutz gegen die Bildung von Wasser im Gewebe. Rosskastanienpräparate wirken nicht sofort. Die erste Wirkung tritt oft erst nach 24 Stunden ein.

Sehr bewährt hat sich auch das Flavonoid O-$\beta$-Hydroxyethyl-Rutosid aus dem japanischen Schnurbaum. Die Substanz verbessert die Fließfähigkeit des Blutes, sodass ein Zusammenkleben der roten Blutplättchen verhindert wird und damit der Bildung von Thrombosen vorgebeugt werden kann.

Durch diese verbesserte Elastizität der Blutzellen können auch kleinste Blutgefäße problemlos passiert werden. Der Wirkstoff aus dem japanischen Schnurbaum kann auch die Ausheilung eines Unterschenkelgeschwüres fördern. Er bekämpft Schwellungen, Spannungen und Schmerzen im Venenbereich.

Eine weitere Natursubstanz gegen Venenprobleme ist der Wirkstoff aus dem Mäusedorn. Auch er schützt vor dem gehäuften Auftreten von Wasseransammlungen im Beingewebe. Außerdem können Entzündungen damit unterbunden oder ausgeschaltet werden.

Auch aus dem Mutterkornpilz vom Getreide gewinnt man eine Arznei gegen Venenerkrankungen. Hier steht der Wirkstoff Dihydroergotamin (rezeptpflichtig) im Mittelpunkt, er erhöht die Muskelspannung in den

Venenwänden. Ähnliche Wirkungen zeigt die natürliche Substanz Cumarin, die im Waldmeister, im Steinkleekraut und in verschiedenen Wiesengräsern enthalten ist. Sie beschleunigt im Beingewebe den Abbau von Ödem-Eiweißstoffen. Auch Präparate aus Weinlaub stehen zur Auswahl.

Es gibt aber auch Präparate, die mehrere der oben genannten Natursubstanzen in sich vereinigen. Es ist sehr sinnvoll, sich über die Arznei, die eingesetzt werden soll, eingehend zu informieren. Auch über den Zeitplan der Einnahme und über die Dosierung der einzelnen Arzneimittel wissen Arzt und Apotheker am besten Bescheid.

# Venensalben gegen Schmerzen und Schwellungen

Es ist wichtig, dass bei den typischen Venenbeschwerden viele Betroffene zur Selbsthilfe greifen und rasch Besserung herbeiführen, wenn es darum geht, etwas gegen die Schwellungen, die Schmerzen, den Druck, die Spannung und gegen die müden Beine zu unternehmen. Besonders beliebt sind Einreibemittel.

Es gibt verschiedene Salben und Gels mit den Wirkstoffen aus Weinlaub, Rosskastanie, Ringelblume, Arnika und vieles andere mehr. Erfahrene Ärzte sehen manche Wirkstoffe, die Hausmittelcharakter haben, eher zurückhaltend. Wenn sich ein Venenpatient unsicher ist, welche Salbe oder welches Gel er verwenden sollte, so sollte er eingehend mit seinem Arzt darüber sprechen.

In der medizinisch anerkannten Behandlung von Venenproblemen stehen an erster Stelle Salben und Gels mit dem Wirkstoff Heparin-Natrium. Die Salben und Gels wirken kühlend, lindern sehr rasch Schmerzen in den Beinen, reduzieren Schwellungen, lösen das unangenehme Druck- und Spannungsgefühl, nehmen den Beinen die Schwere. Sie wirken direkt an den Venen. Außerdem hat Heparin nur ein sehr geringes allergisches Potential.

Im Rahmen einer so genannten Venen-Vetren-Therapie stehen dem Patienten zwei verschiedene Dosierungen zur Verfügung: Salben und

Gels mit jeweils 30.000 internationalen Einheiten Heparin und mit 60.000 internationalen Einheiten. Das ermöglicht einen individuellen Einsatz, je nach Intensität der Beschwerden. Man setzt diese Dosierung gezielt als ideale Wirkstärke zur Vorbeugung der oberflächlichen Venenentzündung ein.

60.000 internationale Einheiten sind die Standardmedikation bei bereits ausgeprägten Venenproblemen. Die niedrige Dosierung ermöglicht in erster Linie eine Linderung der vorhandenen Beschwerden, die doppelt so hohe Dosierung soll auch vor einer weiteren Ausbreitung des Leidens und vor Eskalationen schützen. Die Heparindosis von 60.000 internationalen Einheiten hat genauso wenig Nebenwirkungen wie 30.000 internationale Einheiten.

Heparinhaltige Salben aus der Apotheke ermöglichen eine komplikationslose Langzeitanwendung. Sie trocknen die Haut nicht aus. Im Gegenteil: Sie pflegen sie. Das Gel wirkt besonders schnell, enthält keine Konservierungsstoffe, klebt nicht, fettet nicht und spannt nicht auf der Haut.

Für besonders aktive Menschen, die viel unterwegs sind und die erleichternde Behandlung mit Heparin nicht missen wollen, gibt es einen Roll-on-Stift mit 60.000 internationalen Einheiten Heparin. Dieses Gel für die Venentherapie für unterwegs, am Arbeitsplatz und beim Freizeitsport lässt sich perfekt dosieren und sauber auftragen.

Man streicht einfach mit dem Roll-on über die Beine. Da kann nichts auslaufen und nichts überquellen. Und obendrein kommt das Gel nicht mit den Händen in Berührung. Sie bleiben sauber und man muss nicht Ausschau nach einer Waschgelegenheit halten. Die Kunststofftube passt in jede Handtasche, kann nicht brechen und ist daher sehr »reisefreundlich«.

Der Roll-on mit hoher Wirkstoffkonzentration eignet sich übrigens ideal für leichte Sportverletzungen wie blaue Flecken, Zerrungen, Verstauchungen und Verrenkungen. Er lässt Schwellungen abklingen, kühlt die betroffenen Stellen und lindert die Schmerzen.

Eines aber muss man sich bewusst sein: Einreibemittel haben zwar eine nachgewiesene Wirkung auf die Venen doch sie können nur in die oberen Haut- und Gewebeschichten eindringen. Sie haben auf die sehr oft in Mitleidenschaft gezogenen tiefer liegenden Venen keinen

Einfluss. Für eine Behandlung von sehr starken Venenbeschwerden und Krampfadern sind Venensalben daher nicht geeignet. Sie können nur unterstützende Hilfe leisten, denn sie verschaffen dem Betroffenen Linderung, weil sie kühlend wirken.

Das beweist wieder: Venenerkrankungen gehören immer in ärztliche Behandlung. Je früher mit der Therapie begonnen wird, desto besser kann einer Verschlechterung der Venenprobleme vorgebeugt werden. Eine der wichtigsten Strategien ist und bleibt die Kompressions-Therapie. Sie kann durch nichts ersetzt werden. Denn nur sie macht es möglich, dass die krankhaft erweiterten Venen wieder auf ihren normalen Durchmesser zusammengedrückt werden und dass das Blut wieder besser aus den Beinen fließen kann. Und damit können die begleitenden Beschwerden erfolgreich bekämpft werden.

Die Kompressions-Therapie ist so einfach durchzuführen und tut nicht weh. Bei den heutigen Kompressionsstrümpfen aus der Apotheke merkt keiner, dass die modisch gekleideten Beine die ganze Zeit »venenbehandelt« werden.

# Die Kompressionstherapie: Die wichtigste Hilfe für schwache Venen

Es gibt darüber keine Diskussion: Die Kompressionstherapie ist die Grundlage jeder Venenbehandlung. Medikamente können die Kompression niemals ersetzen. Von einer fachgerecht durchgeführten Kompressionstherapie kann man wesentliche Wirkungen erwarten: Das Druckverhältnis zwischen Gefäß und Gewebe wird positiv beeinflusst. Das schwache, ausgeweitete Venensystem wird eingeengt. Das Blut kann in diesem System schneller fließen. Haut und Gewebe werden entlastet. Ödeme werden beseitigt.

Es gibt drei Möglichkeiten der Kompression auf dem Gebiet der Vorbeugung und der Therapie: die Anwendung von Stützstrümpfen, das Anlegen eines Kompressionsverbandes und das Tragen von Kompressionsstrümpfen.

## Mit Stützstrümpfen kann man vieles verhindern

Wie sich die Zeiten ändern. Bis etwa zum Jahr 1970 genierten sich die meisten betroffenen Frauen und Männer, in der Öffentlichkeit stützende und stärkende Strümpfe für schwache Venen zu tragen. Es war nicht attraktiv, zur Vorbeugung spezielle Strümpfe zu tragen. Wer nicht an einem gravierenden Venenleiden laborierte, dachte nicht daran, die Beine mit medizinischen Strümpfen zu stützen. Man hatte Angst, als Krampfaderpatient gezeichnet zu sein, obwohl man ja noch gar keine hatte.

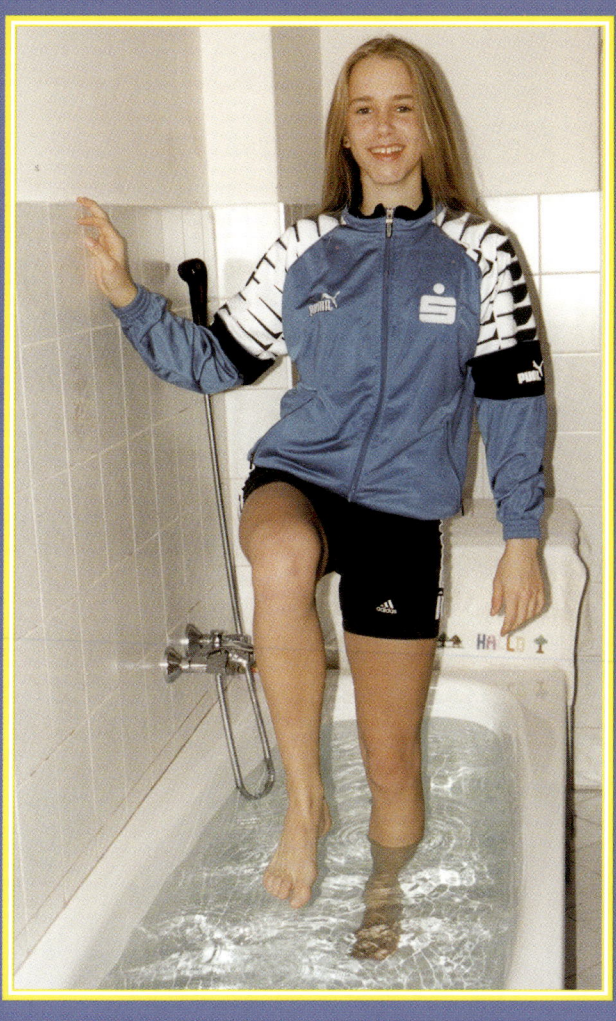

*Neben der Temperatur verursacht die Druckwirkung des Wassers beim Eintauchen ein Zusammenziehen der Gefäßwände – Wassertreten (maximal 2 Minuten) im kalten Wasser ist daher hervorragend zur Vorbeugung und Behandlung von Venenleiden geeignet.*

*Lesen Sie Seite 86*

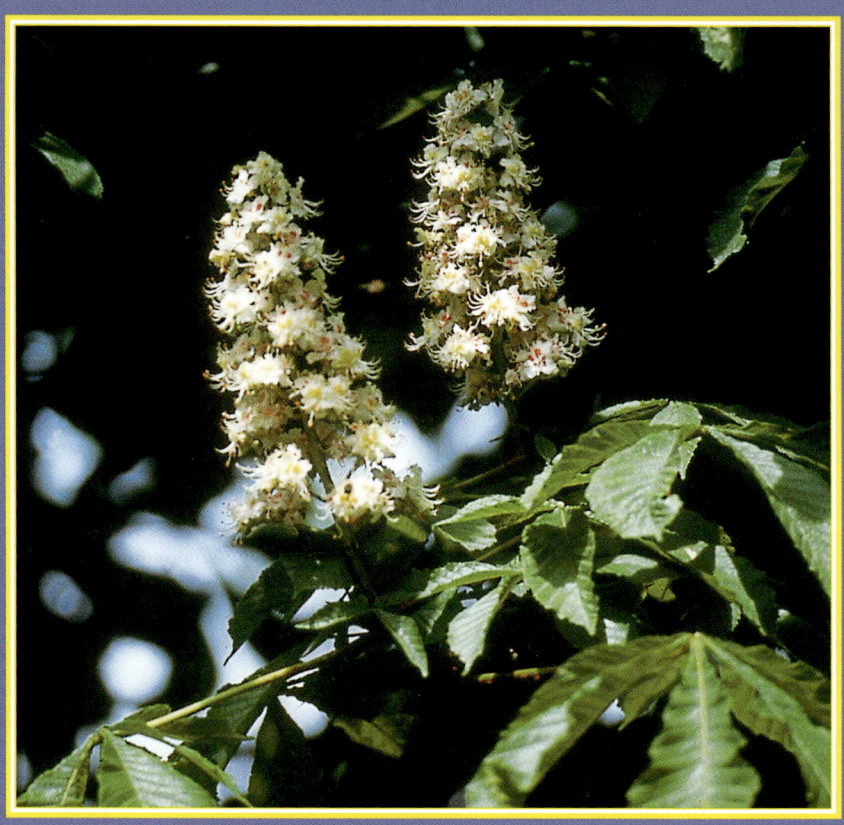

*Die Wirkstoffe der Rosskastanie sind zur Behandlung*
*von Venenerkrankungen seit jeher im Einsatz.*
*Sie verhindern die Bildung von Wasser im Gewebe.*
*Die erste Wirkung von Rosskastanienpräparaten spürt*
*man nicht gleich nach der Einnahme, sondern sie tritt*
*oft erst nach 24 Stunden ein.*

*Lesen Sie Seite 92*

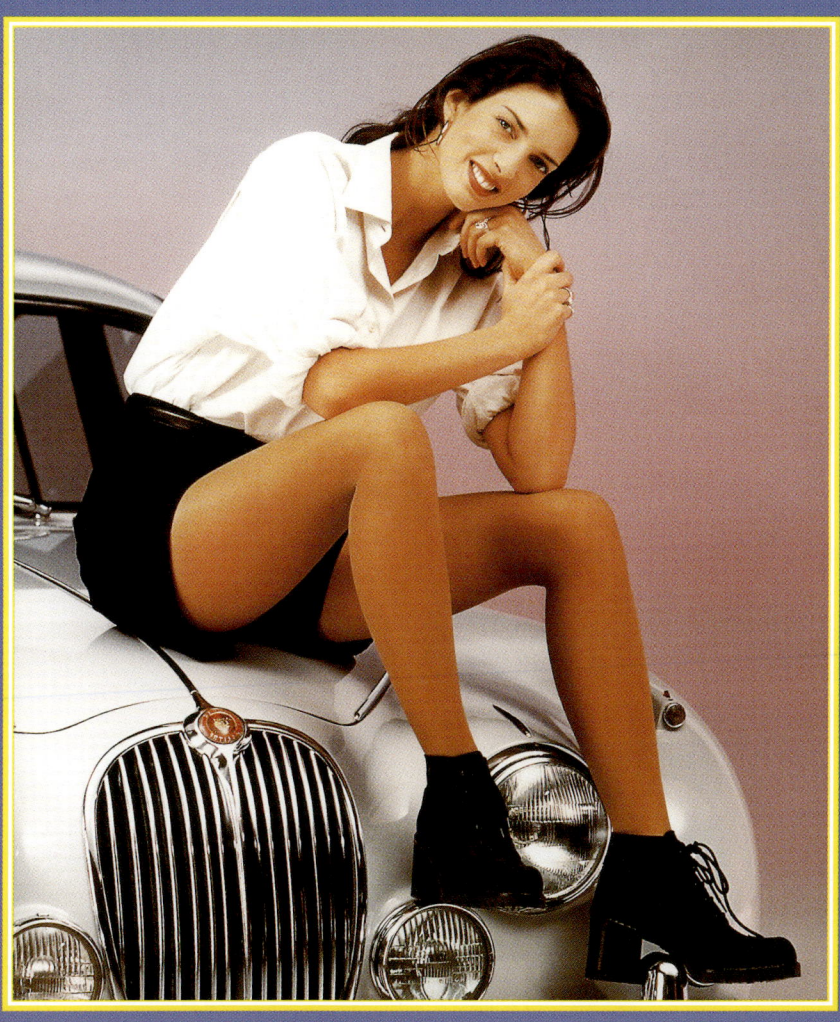

*Junge Mädchen von heute, die schon sehr früh wissen, dass sie aus genetischen Gründen zur Venenschwäche neigen, sollten so früh wie möglich vorbeugende Maßnahmen treffen. Dazu gehören gesunde Ernährung, Freizeitsport, Venengymnastik und Stützstrümpfe, die heute längst wie ganz normale Nylons aussehen.*

*Lesen Sie Seite 96*

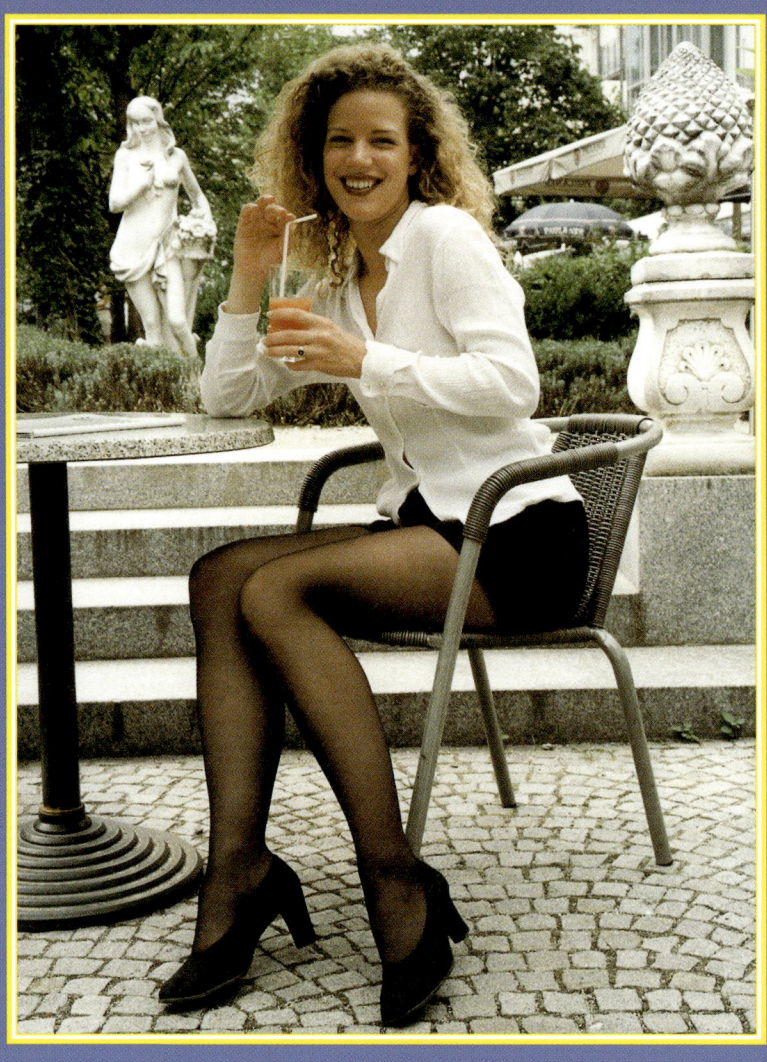

*Auch viele junge Frauen haben bereits massive Venenbeschwerden. Die Kompressions-Therapie ist heute kein Problem. Die modernen Strümpfe aus der Apotheke unterscheiden sich nicht im Geringsten von dünnen, schicken Nylons.*

*Lesen Sie Seite 97*

Die Folge solcher Überlegungen: Viele unterließen es, vorbeugend Strümpfe einzusetzen, und ahnten nicht, dass sie damit der Entstehung von ernsthaften Venenerkrankungen Vorschub leisteten.

Dieses Problem ist heute vom Tisch. Die Strümpfe von heute können sich sehen lassen, vor allem seitdem es das Varilindgewebe in der Apotheke gibt. Es ermöglicht fein gewirkte Strümpfe und Strumpfhosen in vielen klassischen Modefarben mit einem stufenlosen Druckverlauf. Die Stützstrumpfware gibt den Beinen einen sanften, figurformenden Halt und entlastet spürbar strapazierte Beine. Die Stützstrümpfe der Varilindgeneration sind eine problemgerechte Therapie zur Vorbeugung von Venenleiden und Krampfadern und unterstützen die Beine in der Schwangerschaft. Sie fördern aber auch ganz allgemein das Wohlbefinden in den Beinen. Der funktionsgerechte Druckverlauf von der Ferse bis zur Hüfte ist vom Forschungsinstitut Hohenstein geprüft und unterscheidet sich von bisherigen, anderen Stützstrümpfen, die einen gleichmäßigen Druck am Bein ausgeübt haben.

Die modernen Stützstrümpfe aus der Apotheke sind bestens geeignet für schwangere Frauen, für Übergewichtige mit einer Erbanlage zur Venenschwäche, für alle Menschen mit Stehberufen, aber auch für alle, die langes Sitzen nicht vermeiden können.

Die Varilindgeneration unter den Strumpfhosen aus feinstem Damenstrumpfgewebe kann man mit Überzeugung als elegant und erotisch bezeichnen. 75 % der Trägerinnen geben an, dass sie sich wie in hochmodischen Nylons fühlen. Es gibt ein breites Sortiment an Stützstrümpfen: Strumpfhosen, Strümpfe, die mit einem Spitzenhaftband versehen sind und bis zum Oberschenkel reichen, Stützkniestrümpfe für Frauen und Männer. Stützstrümpfe werden nach Druckstärken eingeteilt. Es gibt ein feines, transparentes Maschenbild und ein feines, blickdichtes Maschenbild.

◆ Strumpfhosen, die die Bezeichnung »Nr. 1« tragen, üben einen leichten Druck von 6 bis 8 mmHg auf die Beine aus. Das sind die idealen Strumpfhosen für Neueinsteiger. Das Varilindgewebe Nr. 1 stützt und strafft die Beine mit besonders sanftem Druck, wirkt dabei aber aufregend modisch wie eine elegante Feinstrumpfhose, der man die medizinische Stützwirkung überhaupt nicht ansieht. Sie formt sanft und beugt müden Beinen vor. Die Strumpfhose ist transparent bis zur Taille, hat einen faltenfreien Sitz und wird in vielen modischen Farben produziert.

◆ Strumpfhosen der Stärke »Nr. 2« üben auf die Beine einen mittel-starken Druck von 10 bis 12 mmHg aus. Sie stellen damit eine unsichtbare Unterstützung für leichte alltägliche Beinbeschwerden dar. Das Gewebe hilft durch seinen sanften Druck, entlastet und belebt zugleich. Die Beine werden sinnvoll geformt, wie es die medizinischen Vorgaben verlangen. Mit dieser Strumpfhosen-stärke kann die Neigung zu geschwollenen Beinen entlastet wer-den. Sie ist für stärker beanspruchte Beine gedacht, die allerdings nicht krank sind. Diese Gewebestärke bietet der Apotheker in ver-schiedenen Farben, z. B. Muskat, Caramel, Sahara, Muschel, Dia-mant, Anthrazit, Schwarz und Blau, an. Spezieller Vorteil: ein sehr hoch geschnittener, verstärkter Hosenteil.

◆ Das Gewebe mit der Stärke »Nr. 3« übt einen relativ starken Druck von 14 bis 16 mmHg auf die Beine aus. Diese Strumpfhose bietet beanspruchten Beinen genau die Unterstützung, die sie brauchen.

Sie entlastet die Beine für den ganzen Tag. Man kann von einer besonders gesundheitsfördernden Eleganz sprechen. Mit dieser Strumpfhose kann man durchaus bereits leichte Venenbeschwer-den und Beinschmerzen lindern. Die Stützwirkung ist stark, aber diskret. Das ist die ideale Strumpfhose für Frauen mit häufig geschwollenen Beinen, leichten Krampfadern, Bindegewebs-schwäche und natürlich für schwangere Frauen. Die Farbmöglich-keiten dieser Stützstrumpfhose sind z. B. Muskat, Caramel, Muschel, Diamant, Anthrazit, Schwarz und Blau.

◆ Mit dem Druck von 14 bis 16 mmHg gibt es noch Stützschenkel-strümpfe, Stützkniestrümpfe und Stützkniestrümpfe mit Baum-wolle (für Frauen und Männer), blickdicht gewebt.

Es gibt sämtliche Stützstrumpfvarianten beim Apotheker in allen Grö-ßen. Sie werden allerdings nicht von der Krankenkasse erstattet.

Damit das medizinisch wirksame und hochmodische Varilindgewebe lange schön bleibt und auf das Bein eine stützende, kräftigende Wir-kung ausüben kann, sollte man einiges beachten: Verwenden Sie zum Reinigen ein Feinwaschmittel für synthetische Fasern und spülen Sie die Strümpfe anschließend mit klarem Wasser gründlich aus. Sie dür-fen das Gewebe nicht auswringen. Zum Trocknen legen Sie die Strümpfe nach Möglichkeit zwischen saugfähige Tücher.

# Mit dem Kompressionsverband gegen Stau und Schmerz

Eigentlich ist es ganz logisch: Wenn das Bindegwebe in den Beinen schwach ist und die Venen erweitert sind, kann man diesen Problemen am besten entgegenwirken, wenn man von außen Druck ausübt, damit die Ausdehnung gestoppt und in Grenzen gehalten wird. Das hat man schon in der Antike gewusst. Kompressionsverbände hat es schon bei der Ägyptern gegeben. Aus alten Felsenzeichnungen geht hervor, dass man bereits vor rund 4.000 Jahren Frauen und Männern Bandagen angelegt hat, weil sie stark geschwollene Beine hatten. Im Mittelalter hat man die Beine dann mit Leinentüchern umwickelt. Das waren allerdings noch keine richtigen Druckverbände. Der Druckverband wurde erstmals von dem deutschen Arzt Dr. Paul Unna im Jahr 1885 in Form eines Zinkleimverbandes angelegt.

Mit dem Kompressionsverband soll eine Entstauung des Beines herbeigeführt werden. Je weniger der Verband nachgibt und je höher der Druck ist, den er auf die Venenwände ausübt, desto besser wird das Bein entstaut.
Für einen guten Kompressionsverband sind zwei Dinge besonders wichtig: eine genaue ärztliche Untersuchung und das richtige Verbandsmaterial, das sowohl dem Krankheitsbild als auch den individuellen Bedürfnissen des Patienten gerecht werden soll.

Es gibt zwei Formen des Kompressionsverbandes: den klassischen Druckverband und die intermittierende Kompression. Darunter versteht man eine Manschette, die um das Bein gelegt wird. In der Manschette sind Druckkammern eingebaut, die abwechselnd aufgepumpt und abgelassen werden. Dadurch kommt es unentwegt zu einer Zu- und Abnahme des Druckes auf die Venen. Auf diese Weise wird ein natürlicher Mechanismus nachgeahmt, wie er beim Gehen ausgelöst wird. Die intermittierende Kompression wendet man oft bei bettlägrigen Patienten und schweren Pflegefällen an. Es handelt sich dabei um eine Art aufblasbaren Stiefel, der über das Bein gestreift wird und anschließend mit verschieden hohem Druck aufgeblasen werden kann.

Wer einmal bereits an einer schweren Venen- oder Lymphgefäßerkrankung gelitten hat, weiß, welche Erleichterung ein fachgerecht angelegter Druckverband bringen kann. Wichtig ist, dass man dabei die genauen Anweisungen des Arztes befolgt und die Kompressionsbehandlung nicht vorzeitig abbricht.

Wie ist nun die Ausgangslage, wenn eine Kompression notwendig wird? Wenn sich ein Mensch aus der Position des Liegens aufrichtet, dann verschieben sich etwa 350 Milliliter Blut in das Venensystem. Im Stehen herrscht in den Fußrückenvenen ein deutlich erhöhter Druck. Damit das Blut gegen die Schwerkraft zum Herzen zurückfließen kann, müssen 3 Mechanismen funktionieren: die Muskelarbeit der Waden und der Sprunggelenkpumpe, der Druckunterschied zwischen Arterien und Venen, aber auch die Sogwirkung durch die Arbeit des Herzens und der Atembewegungen. Wenn nun durch erweiterte schwache Venen oder durch nicht funktionierende Venenklappen das Blut zurückfließt und gestaut wird, entstehen ganz besonders im Bereich der Knöchel große Gefahren für ein offenes Bein. Außerdem wird durch die Überlastung der Venen verstärkt Flüssigkeit ins Gewebe gepresst. Wenn das Lymphsystem das anfallende Gewebswasser nicht mehr ausreichend abtransportieren kann, entsteht ein Ödem.

Und jetzt kann man sich gut vorstellen, welchen Vorteil und welchen Effekt der Kompressionsverband bringt: Die Venen werden durch den Druck von außen wieder verengt. Die Venenklappen schließen sich mit einem Mal wieder. Die Muskelpumpen können wieder normal arbeiten. Außerdem wird durch die Einengung der Venen von außen der Blutstrom beschleunigt. Damit sinkt die Gefahr für ein Blutgerinnsel. Der Kompressionsverband übt Druck auf die Weichteile und die Gewebsflüssigkeit aus. Damit kann ein Zuviel an Flüssigkeit aus den feinen Venenkapillaren zurückfließen.

Während des Gehens mit einem Kompressionsverband werden durch die Anspannung der Wadenmuskeln auch die tiefen Venen zusammengedrückt und das Blut zum Herzen zurückgeschoben. Der Kompressionsverband bildet als elastische Hülle einen so wichtigen Gegendruck, dass trotz Vorliegen einer Venenerkrankung normale Mechanismen wie in einem gesunden Bein ablaufen können.

Voraussetzung für eine optimale Entstauung ist allerdings ausreichende Bewegung mit dem Kompressionsverband. Ein vorbildlich angelegter Verband verbessert die gestörte Venenklappenfunktion oder stellt sie wieder ganz her. Ödeme werden durch Abfließen der Flüssigkeiten beseitigt. Auch der Abfluss des Lymphstromes wird verbessert. Die Blutfließgeschwindigkeit wird erhöht. Wenn sich Thromben gebildet haben, dann bleiben sie an der Venenwand und können nicht abwandern und eine Embolie auslösen.

Man unterscheidet beim Kompressionsverband zwischen dem Wechselverband und dem Dauerverband.

◆ Der Wechselverband wird nachts abgenommen. Er kann als nicht fixierter Verband nach entsprechender Anleitung vom Patienten auch selbst angelegt werden. Das beim Wechselverband benutzte Material hat verschiedene Dehnbarkeitsstufen von unterschiedlicher Nachgiebigkeit. Es gibt die Kurzzugbinde mit einer maximalen Dehnung bis zu 70 %, die Mittelzugbinde mit einer Dehnung von 70 bis 130 % und schließlich die Langzugbinde mit einer Dehnung über 130 %.

Es gibt auch textilelastische und dauerelastische Binden. Der Unterschied ist: Die dauerelastischen verlieren auch nach längerem Gebrauch nicht ihre Elastizität.

Die Langzugbinden geben auf Zug und Druck sehr nach. Sie enthalten Gummifäden oder hochelastische Kunststofffäden. Man bezeichnet sie oft auch als Gummibinden. Je nachdem, in welcher Höhe sie am Bein angelegt werden, gibt es diese Binden in einer Breite von 6, 8, 10 oder 12 Zentimetern.

◆ Der Dauerverband bleibt als fixierter Verband längere Zeit am Bein. Die Dauer bestimmt der Arzt. Dieser Verband muss ausschließlich vom Arzt angelegt werden. Ein typischer Dauerverband ist der Zinkleimverband, der bei einer tiefen Beinvenenthrombose eingesetzt wird.

Welchen Kompressionsverband der Arzt verordnet, hängt von der Schwere der Erkrankung und der Ausdehnung des Venenleidens ab. Bei einer tiefen Beinvenenthrombose muss auch in Ruhelage eine Druckwirkung auf die tiefen Venen ausgeübt werden. Durch die Einengung der Venen soll die Verschleppung eines Blutgerinnsels in Richtung Herz vermieden und eine Lungenembolie verhindert werden.

Am häufigsten werden in der Venentherapie die Kurzzugbinden eingesetzt. Sie üben in Ruhelage einen relativ geringen Druck auf die Venen aus. Ist das Bein in Bewegung, wirkt hingegen ein sehr starker Druck auf die Venenwände. In der Medizin sagt man: Die Kurzzugbinden schaffen einen hohen Arbeitsdruck und einen niedrigen Ruhedruck. Die Langzugbinden hingegen üben einen hohen Ruhedruck und einen niedrigen Arbeitsdruck aus. Sehr oft kombiniert der Arzt beide Bindenarten, um für das Bein bessere Bedingungen zu schaffen.

Und das sind die Formen der Venenerkrankungen, bei denen unbedingt ein Kompressionsverband angelegt werden muss:

◆ bei tiefen Beinvenenthrombosen,

◆ bei einem offenen Bein, in der Medizin Ulcus cruris genannt,

◆ bei einer oberflächlichen Venenentzündung,

◆ bei Lymphödemen und

◆ bei Regulationsstörungen im Kreislauf im Zuge eines Krampfaderleidens.

Es gibt allerdings Fälle, in denen der Venenpatient keinen Kompressionsverband angelegt bekommen darf, weil er eine Begleiterkrankung hat, die das verbietet:

◆ Bei arteriellen Durchblutungsstörungen in den Beinen – zum Beispiel bei der Schaufensterkrankheit – ist es verboten, beim Gehen einen Kompressionsverband zu tragen. Vor allem, wenn der Verband schmerzt, muss er sofort entfernt werden. Der Arzt kann durch eine Ultraschalluntersuchung feststellen, ob der Zustand der schlecht durchbluteten Arterien eine Kompression erlaubt oder nicht.

◆ Besondere Vorsicht ist auch bei Diabetes oder bei einer Nervenstörung gegeben, wenn es als Folge zu Gefühllosigkeit in den Füßen kommt. Da könnte ein Verband gefährlich werden.

◆ Auch bei einer Herzschwäche muss der Arzt entscheiden, ob der Patient mit Venenschwäche einen Kompressionsverband tragen darf oder nicht, denn es kann durch die Verschiebung der Flüssigkeit aus den Beinen zu einer Überlastung der rechten Herzhälfte mit der Gefahr eines Lungenödems kommen. Typische erste Anzeichen: Wenn der Venenpatient mit Herzschwäche beim Tragen eines Kompressionsverbandes immer wieder Atemnot hat.

Oft fragen Betroffene: Wird der Verband bei einem offenen Bein einfach über die offene Wunde gelegt? Meistens setzt der Arzt vor dem Anlegen des Verbandes über die offene Stelle eine Schaumgummikompresse, die er – wenn es geht – an vorspringenden Knochenteilen abpolstert.

In vielen Fällen müssen auch unter dem Verband hydroaktive Wundauflagen aufgetragen werden. Sie reinigen die Wunde und fördern die Wundheilung.

Es gibt unterschiedliche Arten der Wickeltechniken. Jeder Arzt schwört auf eine bestimmte Methode, mit der er die größten Erfolge hat. In vielen Fällen kann der Patient nach einer entsprechenden Anleitung selbst die Beine wickeln. Wesentlich ist dabei, dass der Kompressionsdruck von der Knöchelregion bis zur Leiste abnimmt, da auch der Druck im Bein von den unteren Venenabschnitten nach oben abnimmt.

**Der Kompressionsverband muss immer am Fuß beginnen!**

Das Anlegen eines Kompressionsverbandes ist nicht sehr einfach, aber man kann es lernen. Man muss dabei allerdings einige wesentliche Details beachten:

◆ Der elastische Wechselkompressionsverband sollte täglich gewechselt werden. Man sollte ihn am besten morgens anlegen.

◆ Am häufigsten werden Kurzzugbinden mit einer Breite von 8 bis 10 Zentimetern gegen Venenerkrankungen verwendet. Damit kann das Bein besonders schnell entstaut werden. Die Kurzzugbinden wirken optimal, wenn sich der Patient bewegt. Wenn er sich ausruht, dann wird das Bein nicht zu eng eingeschnürt.

◆ Der richtige Kompressionsverband muss immer am Fuß beginnen und von dort in Richtung Herz gebunden werden. Auf diese Weise wird das Blut durch den Verband nicht gestaut, sondern kann ungehindert zum Herzen zurückfließen.

◆ Beim Anlegen des Kompressionsverbandes muss sehr genau darauf geachtet werden, dass die Bandagen lückenlos alle Hautstellen am Bein gleichmäßig bedecken. Wenn eine Hautstelle unbedeckt bleibt, sammelt sich dort sofort Wasser und es kommt zu einer Schwellung.

- Wenn man mit dem Wickeln beginnt, muss die große Zehe oder die ganze Fußspitze zur Nase gerichtet sein, sonst entsteht ein Spitzfuß.

- Die Kurzzugbinde des Kompressionsverbandes sollte nach jeder Anwendung bei 60 Grad Celsius gewaschen werden. Danach werden die Binden gerollt. Sie dürfen nicht gebügelt werden. Sonst geht die elastische und druckverursachende Eigenschaft des Materials verloren.

Und so wird der Kompressionsverband Schritt für Schritt am Fuß angebracht:

- Die erste Binde wird knapp über dem Fuß am Knöchel angesetzt und dann von der großen zur kleinen Zehe – also nach außen – gewickelt.

- Danach führt man die Binde über den äußeren Rand des Fußes zur Fußsohle und lässt sie dann über die Fußsohle zum Wurzelgelenk der großen Zehe weiterlaufen. Die Binde wird über den Ballen der großen Zehe gelegt.

- Dann schwingt man die Binde über den Fußrücken zum Wurzelgelenk der kleinen Zehe und wickelt sie um die Fußsohle. Schließlich lässt man sie über den Fußrist zum äußeren Knochel und weiter zur Ferse verlaufen.

- Auch die Ferse wird umwickelt. Danach spannt man die Binde mit einem gebremsten Ziehen an.

- Nächster Schritt: Die Rückseite der Ferse muss mit einem Drittel der Bindenbreite überzogen werden. Die restlichen zwei Drittel der Binde müssen über die Fußsohle laufen. Dann zieht man die Binde zurück zum Fußrist und führt sie über den Innenknöchel nach außen. Jetzt wird auch der Außenknöchel überzogen.

- Von da ab kann man die Binde rund um den Unterschenkel wickeln, wobei man sie langsam bis zur Kniekehle nach oben führt. Die Wadenmuskulatur muss dann genau unterhalb des Knies umwickelt werden.

- Die Binde muss jetzt ohne starken Zug zur Außenseite des Unterschenkels gewunden werden.

- Jetzt wird eine zweite Binde eingesetzt. Beginnen Sie am äußeren Knöchel und wickeln Sie zur Innenseite des Fußes.

- Von da muss die Binde schräg über den Fußrist zum Mittelfuß und zur Fußsohle geführt werden.

- Weiter geht es mit der Kompressionsbinde schräg über den Fußrist zum inneren Knöchel. Die Binde sollte über den Außenrand des Fußes streng gezogen werden. Danach wird um den Knöchel gewickelt.

- Jetzt sollte die Binde schräg zum Knie emporgewickelt werden. Danach führt man sie in Achterschleifen um die Wade herum.

- Das letzte Stück der Kompressionsbinde muss dazu verwendet werden, dass verschieden starker Druck auf das kranke Bein ausgeübt wird. An den Knöcheln wickelt man es daher 4-mal herum, sodass der Verband dicker und fester wird. Unterhalb des Knies wickelt man nur einmal. Das letzte Stück der Binde wird an den bereits gewickelten Flächen mit einem Leukoplast oder einem Verbandclip befestigt.

- Der Kompressionswechselverband ist richtig angelegt, wenn die Ferse komplett umwickelt und die Fußspitze frei ist.

- Nach dem Anlegen des kompletten Kompressionsverbandes sollte der Patient etwa 10 Minuten umhergehen. Zuerst verspürt er einen unangenehmen Druck. Dieser verschwindet aber schon bald vollständig.

- Wichtig ist, dass man mit dem Kompressionsverband eine ganz normale, harmonische Gangart beibehält. Der Fuß muss wie immer aufgesetzt und abgerollt werden. Achten Sie darauf, dass Sie sich auf Grund des ersten Drucks nicht angewöhnen zu hinken.

- Der Kompressionsverband ist richtig angelegt, wenn zu Beginn im Vorfuß eine bläuliche Verfärbung zu sehen ist, die dann innerhalb weniger Minuten verschwindet, wenn der Patient umhergeht.

- Die Kanten des Verbandes dürfen nicht einschneiden. Man darf niemals die Hand oder einen Finger unter den Verband schieben.

- Die Verbandsbinden müssen faltenfrei an der Haut der Beine anliegen.

# Vom Schnürstiefel zum modischen Kompressionsstrumpf

Wenn nach einer Kompressionstherapie das angeschwollene, venenkranke Bein mit einem entsprechenden Verband entstaut worden ist, kann danach der medizinische Kompressionsstrumpf eingesetzt werden. Es kann sein, dass der Strumpf nur einige Zeit getragen werden muss. In vielen Fällen aber muss damit eine Dauerbehandlung durchgeführt werden.

Es gibt allerdings auch Fälle, wo kein Kompressionsstrumpf getragen werden darf. Dazu gehören die frische, tiefe Beinvenenthrombose, eine akute oberflächliche Venenentzündung, ein nässendes Ekzem oder eine sehr große offene Stelle am Bein. Wie beim Kompressionsverband darf auch der Kompressionsstrumpf sehr oft bei arteriellen Durchblutungsstörungen in den Beinen, wie etwa bei der Schaufensterkrankheit, nicht eingesetzt werden.

Der Kompressionsstrumpf hat eine lange Geschichte. Und daher wissen wir, dass es immer schon Menschen gegeben hat, die eine Veranlagung zu Venenerkrankungen hatten, Menschen, die zu viel gestanden und gesessen sind und die zu wenig Bewegung gemacht haben. Vorerst aber kannten die Ärzte nur den Verband. In alten Gesundheitsbüchern wird genau gezeigt, wie man morgens nach dem Bad Trikotbinden an den Beinen anlegt, um gegen die schwachen Venen einen Gegendruck aufzubauen. Später dann hat man den Vorläufer des Kompressionsstrumpfes erfunden: Schnürstrümpfe, die wie Stiefel an einer Seite fest zusammengezurrt wurden – das war im 16. Jahrhundert. Diese Schnürstrümpfe, die aus Gummi oder aus Leder waren, wurden bis weit ins 19. Jahrhundert verwendet. Ihre Wirkung war natürlich nicht optimal.

Im Jahr 1850 wurde dann in England der erste Kompressionsstrumpf erfunden, den man bereits richtig über Fuß und Bein überziehen musste. Damals kannte man allerdings noch kein Gütesiegel, wie es heute für Kompressionsstrümpfe Voraussetzung ist. Die ersten Gummistrümpfe zum Behandeln von Venenleiden wurden auf Handwebstühlen hergestellt. Sie bestanden aus kantig geschnittenen Gummifäden. Das Tragen war eine Qual. Und die Strümpfe sahen an den Beinen auch sehr hässlich aus.

Der Tragekomfort und die Wirksamkeit der Strümpfe wurden dann entscheidend verbessert: Es gelang, aus Gummimaterial ganz besonders dünne, runde Fäden zu ziehen. Und diese Gummifäden wurden zusätzlich noch mit Baumwolle oder Seide umsponnen. Dennoch waren diese Strümpfe plump, derb und in keiner Weise elegant. Sie wurden bis in die 60er Jahre des 20. Jahrhunderts zur Venentherapie eingesetzt. Aus dieser Zeit und in Erinnerung an diese Gummistrümpfe kommt heute noch die Ablehnung vieler Venenpatienten gegenüber Kompressionsstrümpfen. Viele Betroffene haben sich mit der modernen Form der Strümpfe überhaupt noch nicht auseinander gesetzt. Sie wissen gar nicht, wie schick die medizinischen Strümpfe von heute sein können.

Das Zeitalter der Gummistrümpfe endete in den Jahren 1965 bis 1969. Mehr und mehr wurde damals der Gummi als Material für die Kompressionstrümpfe durch so genannte synthetische Elastomere ersetzt. Der nächste entscheidende Schritt war die Entwicklung von modernen, hoch technisierten Strickmaschinen und festem, elastischem und zugleich feinstem Strumpfgewebe. Die Strümpfe wurden immer schicker, attraktiver und komfortabler. Nach und nach wurde der unansehnliche und schwere Gummistrumpf ein Modell für das Medizinmuseum.

Dann kam die absolute Revolution auf dem Gebiet der Kompressionsstrümpfe. Im Jahr 1972 präsentierten die deutschen Apotheker hypermoderne Kompressionsstrümpfe aus einem extradünnen, feinen und qualitativ sensationellen Strumpfgewebe mit dem Namen Varilind. Ein neuer medizinischer Service war geboren. Und seither bieten über zwei Drittel aller deutschen Apotheken mit über 45.000 geschulten Fachkräften Kompressionsware an. Eine Ware, die angenehme Trageeigenschaften hat und zugleich mit einem elegantem Aussehen aufwartet. Die Ära der Gummistrümpfe war ein für allemal zu Ende. Die modernen Kompressionsstrümpfe der Varilind-Generation werden heute an computergesteuerten Präzisionsstrickmaschinen hergestellt.

### Die vielen Aufgaben des Kompressionsstrumpfes

Der moderne Kompressionsstrumpf ist ein »Multitalent« unter den medizinischen Behelfen in unserer Zeit. Er erfüllt zugleich viele wichtige Aufgaben für die Gesundheit des Venenpatienten. Eine ausschließlich medikamentöse Behandlung von Venenerkrankungen kann das Grundleiden – die erweiterten und schwachen Venen – nur wenig beeinflussen. Medikamente können nur unterstützende Linderung bringen. Bei manchen äußerlich aufgetragenen Salben besteht sogar ein Allergierisiko.

Auch Operationen oder die Verödung von Krampfadern können die vorhandene Bindegewebsschwäche nicht aus der Welt schaffen. Dagegen kann man nur wirkungsvoll den Kompressionsstrumpf einsetzen. Er macht es möglich, dass die Blutzirkulation in den feinsten und in den großen Venen wieder normalisiert wird. Dazu kommt noch, dass der Kompressionsstrumpf keine Nebenwirkungen aufweist.

Diese Aufgaben erfüllt der Kompressionsstrumpf der modernen Generation:

◆ Er setzt dem gesteigerten Innendruck der Venen einen entsprechenden Widerstand von außen entgegen. Diese Energie erhöht den Druck auf das Beingewebe und auf etwaige Ödeme. Dadurch wird die Rückbildung der Ödeme gefördert.

◆ Der Kompressionsstrumpf macht den erweiterten Durchmesser der Venen wieder enger. Dadurch wird die Strömungsgeschwindigkeit des zurückfließenden Venenblutes gesteigert und erreicht wieder ein nomales Niveau.

◆ Die Venenklappen werden geschlossen und können wieder normal arbeiten. Das heißt: Sie hindern das Blut daran abzusacken.

◆ Der Kompressionsstrumpf hilft der Wadenmuskelpumpe bei ihrer Arbeit, vor allem dann, wenn der Patient mit Kompressionsstrümpfen umhergeht. Dann arbeitet der Rückstrom des Blutes in den Venen wieder ganz normal wie in einem gesunden Bein.

◆ Der Kompressionsstrumpf aktiviert aber auch die Arbeit der Venenwand. Damit kann gezielt der Entstehung von Thrombosen entgegengewirkt werden.

◆ Durch den Druck des Kompressionsstrumpfes auf das Beingewebe kann eine Ansammlung und Stauung von Gewebswasser verhindert werden.

◆ Der Kompressionsstrumpf wirkt, wenn er regelmäßig getragen wird, vorbeugend gegen die Bildung von Krampfadern.

◆ Zusammenfassend kann man sagen: Kompressionsstrümpfe gleichen den Funktionsverlust des kranken Venensystems aus. Sie ersetzen die verloren gegangene Elastizität und die fehlende Festigkeit des Beingewebes, der Muskulatur und der Gefäße. Allerdings ist es enorm wichtig, dass der Patient regelmäßig Bewegung macht. Das muss jedem Venenpatienten bewusst werden.

Keine Frage: Auch mit Kompressionsstrümpfen werden wissenschaftliche Studie durchgeführt. In der Pharmazeutischen Zeitung vom 23. April 1998 wird berichtet:

Mehrere Untersuchungen verdeutlichen die Effektivität der Kompressionsbehandlung. Eine randomisierte prospektive Studie mit 199 Probanden zeigt, dass ein Kompressionsstrumpf nach einer tiefen Beinvenenthrombose in 63 % der Fälle die Folgen einer Thrombose verhindert. Wenn ein offenes Bein einmal abgeheilt ist, dann wird durch den Kompressionsstrumpf das Risiko für eine neuerliche Bildung stark gesenkt. Das sagen zwei Studien aus den Jahren 1991 und 1996 aus, an denen 73 und 56 Probanden mitgewirkt haben. In der Studie aus dem Jahr 1991 hatten nur 29 % nach 5 Jahren wieder Venenkomplikationen. Bei Patienten ohne Kompressionsstrümpfe traten viele dieser Probleme bereits nach etwa 2 Jahren auf. Ähnliche Ergebnisse kamen bei der Studie aus dem Jahr 1996 heraus. Das bedeutet: Die medizinische Versorgung des venenkranken Patienten wäre ohne Kompressionsstrümpfe undenkbar.

**So kommen Sie zu Ihrem persönlichen Kompressionsstrumpf**

Kompressionsstrümpfe können ihre Aufgabe aber nur dann erfüllen, wenn sie für den betreffenden Patienten die richtig dosierte Kompression, den notwendigen Druck ausüben. Jede Venenerkrankung erfordert eine andere Stärke der Kompression. Das bedeutet: Kompressionsstrümpfe müssen individuell angemessen und dem Bein angepasst werden.

Der Arzt bestimmt die Stärke der Kompression. Nur er kann sich auf Grund seiner medizinischen Untersuchungen ein genaues Bild der Venenerkrankung bilden. Für seine Entscheidung stehen ihm 4 genormte Kompressionsklassen für Zweizug-Kompressionsstrümpfe zur Verfügung. Je höher die Kompressionsklasse, desto stärker ist der Druck des Strumpfgewebes in der Fesselregion.

◆ Strümpfe der Kompressionsklasse 1 verordnet der Arzt bei gering ausgeprägten Krampfadern ohne wesentliche Schwellungen. Der Patient verspürt ein Gefühl der Schwere und der Müdigkeit in den Beinen. Zur Kompressionsklasse 1 gehören auch Krampfadern, die in der Schwangerschaft entstehen. Die Kompressionsklasse 1 bietet einen Fußfesseldruck von etwa 18 bis 21 mmHg.

◆ Strümpfe der Kompressionsklasse 2 verordnet der Arzt bei ausgeprägten Krampfadern mit Ödemen und mit Schmerzen in den Beinen, aber auch nach Abheilung eines leichten offenen Beines, nach einer Verödung von Krampfadern sowie nach einer Operation, nach einer oberflächlichen Venenentzündung, nach einer Langzeitbehandlung von Thrombosen und bei stärkeren Schwangerschaftskrampfadern. Die Kompressionsklasse 2 übt einen Fesseldruck von etwa 25 bis 32 mmHg aus.

◆ Die Kompressionsklasse 3 verordnet der Arzt bei schweren Ödemen, bei einer chronischen Venenentzündung, bei einem immer wiederkehrenden offenen Bein, nach der Abheilung eines langwierigen offenen Beines, bei Lymphödemen, bei Unterschenkelgeschwüren mit Hautveränderungen. Die Kompressionklasse 3 übt einen Fesseldruck von etwa 36 bis 46 mmHg aus.

◆ Die Kompressionsklasse 4 verordnet der Arzt bei schweren Lymphödemen, nach Abheilung von Unterschenkelgeschwüren mit extrem starken Hautveränderungen, bei schweren Folgen einer chronischen Venenentzündung, bei überdimensional angeschwollenen Beinen. Die Kompressionsklasse 4 übt einen Fesseldruck von etwa 59 mmHg auf.

Wie schon gesagt: Welche Kompressionsklasse für Sie richtig ist, das entscheidet der Arzt nach eingehender Untersuchung. Und das sind die wichtigsten Regeln, die für das Tragen von Kompressionsstrümpfen – im Interesse der Gesundheit – eingehalten werden müssen:

◆ Der Arzt kann eine Entscheidung über die Kompressionsstrümpfe, die für den Patienten notwendig sind, nur dann treffen, wenn die Beine des Betroffenen frei von Ödemen sind und vollkommen entstaut sind. Daher ist die erste wichtige Maßnahme des Mediziners: Das Gewebe der kranken Beine muss durch Anlegen eines Kompressionsverbandes entstaut werden. Das geschieht mit Kurzzugbinden. Da eine korrekte Wickeltechnik nur sehr schwer zu erlernen ist, ist es notwendig, dass der Betroffene alle 2 bis 3 Tage in die Arztpraxis kommt, damit der Verband gewechselt werden kann.

◆ Die nächste wichtige Maßnahme: Wenn es erforderlich ist, müssen etwaige Restödeme ausgeschwemmt werden. Dazu muss der Patient vom Arzt verordnete Medikamente – so genannte Diuretika – einnehmen.

◆ Jetzt kann der Arzt die entsprechenden Kompressionsstrümpfe verordnen und leitet damit eine Langzeittherapie ein.

◆ Der nächste Schritt: Der Patient begibt sich mit dem Arztrezept zu seinem Apotheker. Es ist nicht nur wichtig, dass er hier seine Strümpfe mit der entsprechenden Kompressionsklasse bekommt, auch der richtige Druckverlauf der Strümpfe ist von entscheidender Bedeutung. Und die Strümpfe müssen individuelle Maße aufweisen. Er bekommt somit einen »Strumpf nach Maß«. Das bedeutet aber nicht in jedem Fall, dass es sich um eine Sonderanfertigung handelt. Ob eine solche tatsächlich notwendig ist, ergibt sich nach der Auswertung der Messergebnisse.

◆ Der Patient sollte den Apotheker am Morgen aufsuchen. Die Beine sollten für die Kompressionsstrümpfe morgens gemessen werden, weil das Bein im Laufe des Tages an Umfang zunimmt und es dadurch zu unerwünschten Messfehlern kommen kann.

Wichtig ist für das Anmessen, dass kein Ödem vorliegt. Das kann man mit der so genannten Daumenprobe feststellen. Man drückt den Daumen gegen das Bein, und zwar in der Knöchelgegend oder am Schienbein. Bleibt eine Delle zurück, so liegt ein Ödem vor. In diesem Fall kann die Messung für Kompressionsstrümpfe nicht durchgeführt werden. Der Patient muss am nächsten Morgen gleich nach dem Aufstehen wieder in die Apotheke kommen, nach Möglichkeit sogar mit dem angelegten Kompressionsverband.

◆ Das Maßnehmen für die Kompressionsstrümpfe erfolgt beim Apotheker durch ein fachlich speziell geschultes Personal. Das Vermessen der Beine erfolgt in einem eigenen Raum. Der Apotheker braucht für seine Arbeit ein Messbrett, ein Bandmaß, einen Messblock und eine Messanleitung.

Das Messbrett muss ein rechtwinkeliges, fixierbares Fußteil haben. Die Ferse muss immer an einem Fußteil anliegen, damit man fürs Messen einen konstanten Nullpunkt hat. Dadurch kommt man zu Messergebnissen, die immer in der richtigen Relation zueinander stehen und nicht durch Fuß- und Beinbewegungen verändert oder beeinflusst werden. Das eigentliche Anmessen ist im Grunde genommen ziemlich einfach.

◆ Der Apotheker und der Patient müssen allerdings ein paar Dinge beachten, damit sich in der Praxis keine Fehler einschleichen. Es muss verständlicherweise immer unbedingt am unbekleideten Bein gemessen werden, niemals über einem alten Kompressionsstrumpf. Es müssen Länge und Umfang der Füße und der Beine gemessen werden. Die Längen kann man vom Messbrett ablesen.

Den Umfang bekommt man mit Hilfe des Maßbandes. Die entscheidenden Messpunkte am Bein sind der ganze Fuß, die Fußfesseln, das leicht gebeugte Knie und die Schrittlänge. Jedes der beiden Beine muss extra gemessen werden. Wenn alle Maße genommen sind, werden die Werte mit einer Auswertungstabelle verglichen. So kann der Apotheker feststellen, ob der Patient mit einer vorhandenen Seriengröße optimal bedient werden kann oder ob eine Sonderanfertigung notwendig ist.

◆ Wenn eine Sonderanfertigung erforderlich ist und der Patient seine Wünsche für die Farbe der Strümpfe geäußert hat, muss er nur noch warten, bis er die Kompressionsstrümpfe vom Apotheker holen kann. Dabei wird die Passform nochmals kontrolliert. Der Patient wird damit vertraut gemacht, wie er die Strümpfe am besten anzieht. Das ist bei Kompressionsstrümpfen auf Grund der Kraft, die im modernen Varilindgewebe sitzt, nicht ganz einfach. Am besten ist, man lässt es sich vom Apotheker zeigen und probiert es sofort unter seiner Anleitung.

◆ Damit wird die Angelegenheit nicht ein für allemal erledigt sein. Der Patient sollte regelmäßig zum Arzt kommen, damit er eine Verbesserung des Venenproblems beobachten kann. Alle 6 Monate muss kontrolliert werden, ob das Tragen von Kompressionsstrümpfen weiter Sinn macht und ob neue Strümpfe angeschafft werden sollen. Kompressionsstrümpfe verlieren nämlich nach etwa einem halben Jahr ihre Elastizität und sollten durch neue Strümpfe ersetzt

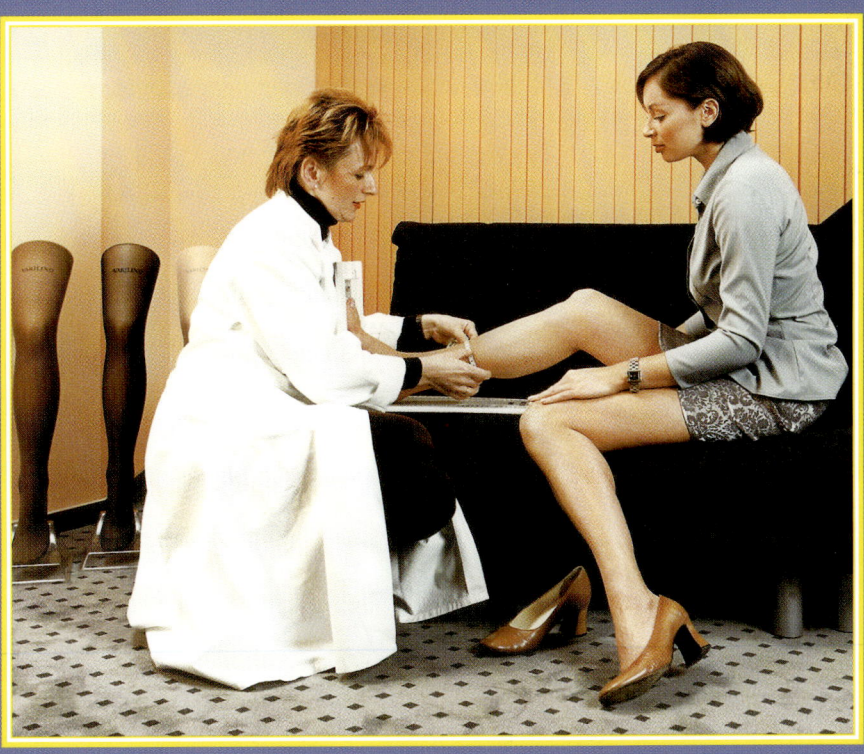

*Die modernen Kompressionsstrümpfe von heute werden vom Apotheker gewissenhaft angemessen. Sie geben dann den Beinen genau dort Halt, wo es notwendig ist, und sie bieten an den richtigen Stellen Bewegungsfreiheit.*

*Lesen Sie Seite 111*

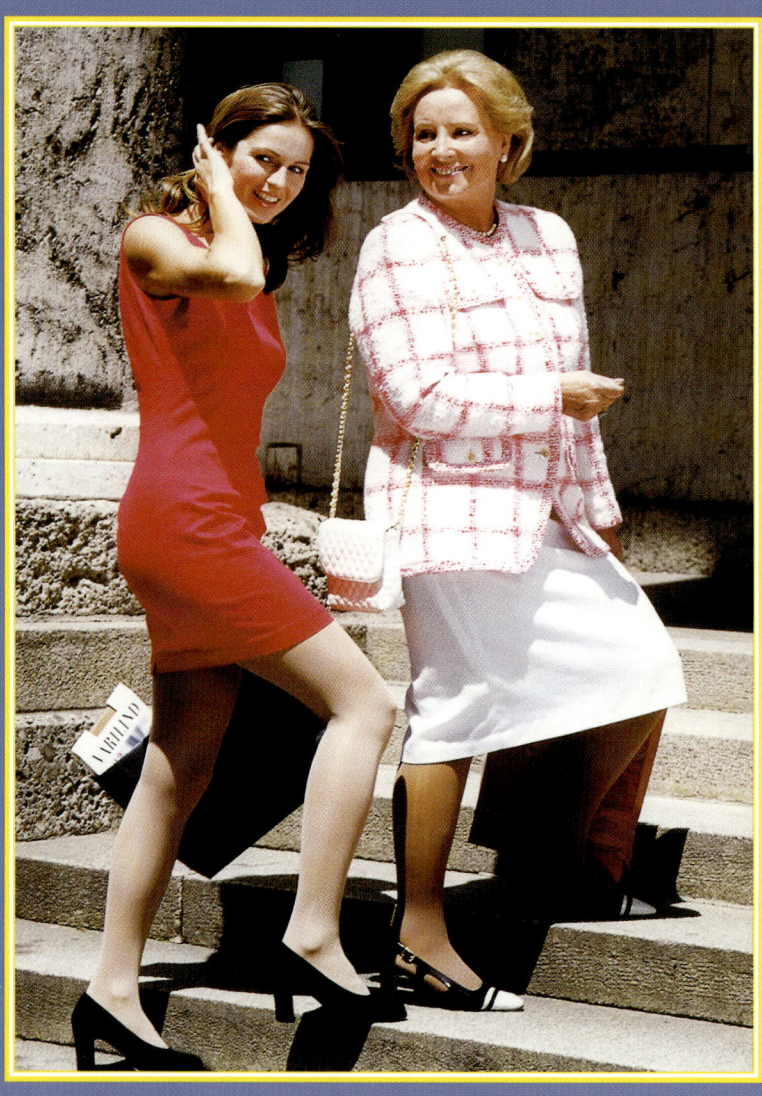

*Die Kompressions-Therapie ist für junge Frauen genauso wichtig wie für reifere Jahrgänge. Und für jede Generation hat der Apotheker dafür die passenden Strümpfe bereit, damit die Venen gestärkt werden.*

*Lesen Sie Seite 113*

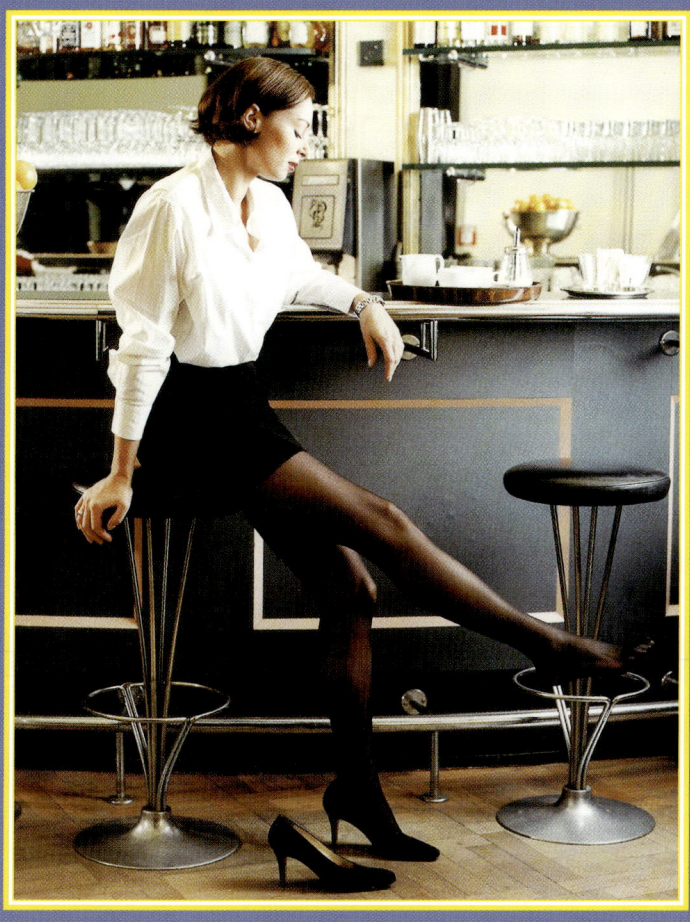

*Der Beruf der Serviererin belastet besonders die Beine.
Da ist es wichtig, dass man abends die Beine massiert,
hochlegt und verwöhnt. Die Beschwerden sind aber
nach einem arbeitsreichen Tag weitaus geringer, wenn
die Beinvenen durch entsprechende Strümpfe
einen gesunden Druck und einen schützenden Halt
bekommen. Damit kann so manche schwere
Venenerkrankung vermieden werden.*

*Lesen Sie Seite 122*

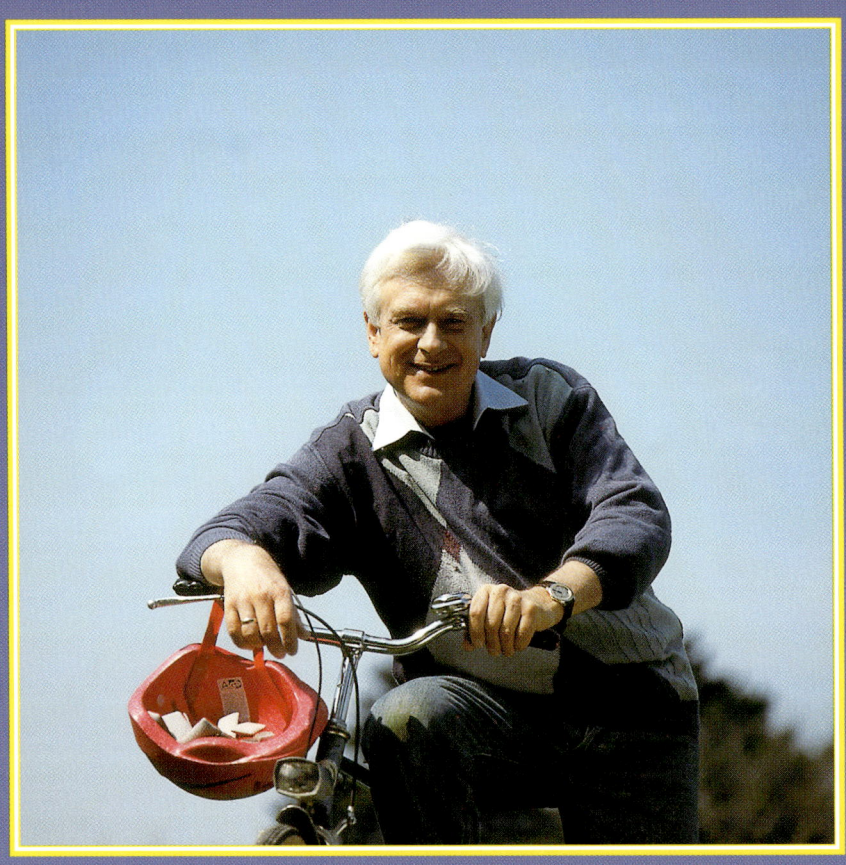

*Rad fahren ist für Prof. Hademar Bankhofer
eine der liebsten Freizeit-Sportarten.
Sie ist ein wichtiger Ausgleich zum stundenlangen
Sitzen am Schreibtisch.*

*Lesen Sie Seite 154*

werden. Daher werden die Strümpfe auch zwei Mal im Jahr von der Krankenkasse – mit Zuzahlung – erstattet. Den aktuellen Stand der Gesetzeslage erfahren Sie vom Arzt oder vom Apotheker.

◆ Eines ist unerlässlich: Damit eine optimale Kompressionsbehandlung mit Strümpfen aufgebaut werden kann, müssen Arzt und Apotheker eng zusammenarbeiten. Das beginnt schon bei der Entscheidung, ob die Strümpfe extra angefertigt werden müssen oder nach einer gegebenen Norm ausgewählt werden können.

Diese Entscheidung hängt meistens von der Messung der Beine ab. Der Arzt schreibt daher in vielen Fällen für den Apotheker auf das Rezept: »Falls erforderlich – nach Maß". Grundsätzlich kann man sagen: Je länger der Strumpf sein muss und je höher seine Kompressionsklasse, desto eher muss ein Strumpf nach Maß angefertigt werden.

# Die breite Palette der Kompressionsstrümpfe

Seit es das moderne, elegante und modische Varilindgewebe bei Kompressionsstrümpfen gibt, steht dem Patienten auch eine reiche Auswahl an verschiedenen Strumpfarten zur Verfügung.

Welche Strumpfform getragen werden soll, ist nicht immer nur eine Frage des Geschmackes, sondern hängt auch sehr oft vom Krankheitsbild ab.

◆ Zu den am meisten verordneten Kompressionsstrümpfen gehören die Kniestrümpfe, die Schenkelstrümpfe und die Strumpfhosen. Neben diesen Hauptformen gibt es noch Halbschenkelstrümpfe, Schenkelstrümpfe mit Gurt, meistens für Herren, und spezielle Strumpfhosen für werdende Mütter mit verstellbarem Bund. Die Kompression im Hosenteil beträgt nur noch etwa 20 %. Auf besonderen Wunsch kann die Strumpfhose aber auch ohne Kompression im Hosenteil geliefert werden. Sie sehen: Es ist sehr wichtig, dass auf dem Rezept des Arztes die am besten geeignete Strumpfform angegeben ist.

- Bei sehr dicken Oberschenkeln, bei Schwangerschaftskrampfadern und nach einer Beinvenenthrombose ist immer eine Strumpfhose sinnvoll.

- Viele Patienten tragen am liebsten Kniestrümpfe, vor allem, wenn sie einen überwiegend sitzenden Beruf ausüben. Überschreitet jedoch die Beinschwellung den Unterschenkel und reicht bis in den Oberschenkel, muss ein Schenkelstrumpf verordnet werden. Auch nach einer Krampfaderoperation oder einer Krampfaderverödung am Oberschenkel sowie bei Oberschenkelkrampfadern muss ein Kompressionsstrumpf getragen werden, der auch den Oberschenkel bedeckt.

- Frauen, die unter Venenerkankungen leiden, haben heutzutage die Chance, die Notwendigkeit der Kompression mit eleganten Strümpfen zu verbinden, die den Mitmenschen überhaupt nicht den Eindruck vermitteln, dass man Venenprobleme hat. Das machen die Kompressionsstrümpfe der Varilindgeneration möglich.

- Für die klassische Kompressionstherapie gibt es Varilind-Zweizug-Kompressionsstrumpfhosen und Strümpfe in den Kompressionsklassen 1 bis 4. Sie geben stark strapazierten Beinen genau den Halt, den sie brauchen. Sie pressen die erweiterten Blutgefäße so zusammen, dass der Blutrückfluss zum Herzen wieder richtig in Bewegung kommt. Diese Strumpfform wird bei Krampfadern, fortgeschrittenem Beinleiden und nach Operationen getragen. Es gibt sie in der Apotheke in vielen modischen Farben. Das Material ist elegant, aber besonders strapazierfähig und elastisch. Es gibt alle 4 Kompressionsklassen als Strumpfhose, Kniestrümpfe, Schenkelstrümpfe mit Noppenhaftband, Halbschenkelstrümpfe und als Strumpf mit Gurt. Bei den Strumpfhosen kann man wieder zwischen Hose ohne Zwickel, Hose mit Schlitz für Herren und Strumpfhose für werdende Mütter wählen. Für alle Strumpfformen gibt es Serienartikel und Sonderanfertigungen nach Maß. Die nach Maß angefertigten Strümpfe mit besonders druckstarkem Strumpfgewebe sind meistens nur bei 10 % der Patienten notwendig.

- Für Venenpatientinnen, die ihre Beine mit eleganten Strümpfen schmücken wollen, gibt es eine besondere Form der Kompressionstherapie. Mit Kompress-fein gibt es für die Kompressions-klasse 1 und 2 Strumpfhosen und Strümpfe, bei denen Frauen auch bei stark strapazierten Beinen keine modischen Kompro-misse machen müssen. Klassische, faszinierende Farben und ein besonders fein gewirktes Maschenbild des Varilindgewebes erlau-ben eine medizinische Behandlung, die man kaum oder gar nicht sieht. Die besonders feinen Kompressionsstrümpfe mit der spezi-ellen Bezeichnung »K fein« haben ein besonders zartes, feines Maschenbild, sind weicher und sehr elastisch. Man kann sie bei Krampfadern, fortgeschrittenen Beinleiden und nach operativen Eingriffen tragen. Man kann mit Recht von einer modischen Venen-therapie sprechen. Auch dieses feinste Maschengewebe gibt es als Strumpfhose, Strumpfhose für werdende Mütter, Kniestrümpfe und als Schenkelstrümpfe mit Haftband. Natürlich werden auch hier wieder fertige Serienware und Sonderanfertigungen nach Maß angeboten.

◆ Zu den Strümpfen gibt es auch spezielles Zubehör: eine Befesti-gungshilfe für Schenkelstrümpfe, Spitzenhaftbänder und Noppen-haftbänder, ein Anziehhilfegerät aus Metall und eine Gleitsocke, die das Anziehen der Kompressionsstrümpfe ohne Fußspitze erleich-tert.

◆ Ein wichtiger Aspekt: Jedes Mal, wenn neue Strümpfe verordnet worden sind, muss vom Apotheker wieder Maß genommen wer-den. Es könnte sich am Bein etwas verändert haben und dann würde der Druck des Strumpfes nicht mehr mit seiner medizini-schen Aufgabe übereinstimmen.

# So legen Sie Ihre Kompressionsstrümpfe richtig an!

Die optimale Wirkung des Kompressionsstrumpfes hängt weitgehend davon ab, ob er richtig angelegt wird. Hier liegt die Verantwortung beim Patienten selbst. Es gibt einige Dinge, die man beachten muss. Sie sind oft ganz banal, aber wichtig. Ich habe für Sie die wichtigsten Maßnahmen kurz zusammengefasst:

◆ Kompressionsstrümpfe müssen kontinuierlich jeden Tag getragen werden. Das muss zu einer Selbstverständlichkeit werden. Es sollte zur morgendlichen Routine gehören. Wer diese Notwendigkeit akzeptiert, hat sehr gute Chancen, künftig sichtbare Stauungen am Bein zu verhindern und schwer wiegenden Folgen – etwa dem offenen Bein oder einer Venenentzündung – vorzubeugen.

◆ Ziehen Sie die Kompressionsstrümpfe gleich am Morgen nach dem Aufstehen an. Da sind die Beine durch das Liegen in der Nacht abgeschwollen. Ziehen Sie sie erst abends vor dem Zubettgehen wieder aus.

◆ Beim Anziehen der modernen, feinmaschigen Varilind-Kompressionsstrümpfe verfährt man am besten so: Ziehen Sie den Strumpf, den Kniestrumpf oder die Strumpfhose über die Hand, so lange bis Sie mit den Fingern in der Ferse sind. Halten Sie nun den Strumpf innen an der Ferse fest und wenden Sie ihn bis zur Ferse. Der Fußteil selbst darf nicht gewendet werden. Schlüpfen Sie jetzt mit dem Fuß in den Fußteil des Strumpfes hinein und ziehen Sie ihn glatt. Die Ferse ist nun halb bedeckt. Nun stülpen Sie den übrigen Teil des Strumpfes unter leichtem Dehnen über den Fuß und ziehen ihn etappenweise – immer eine Hand breit – langsam und gleichmäßig über die Fessel und dann über die Wade nach oben. Bitte achten Sie dabei darauf, dass der Strumpf nicht überdehnt wird. Massieren Sie den Strumpf am Bein so lange zurück, bis er glatt und faltenfrei sitzt. Man nennt das anmodellieren. Das ist wichtig für die Wirkung am Bein.

◆ Bei einer Strumpfhose dehnen Sie nach dem Anziehen der Strümpfe das Hosenteil und ziehen es bis zur Taille hoch. Strümpfe werden mit elastischen Strumpfhaltern befestigt.

◆ Sie müssen bei dieser Prozedur allerdings auch bedenken, dass Sie mit einem Ring am Finger oder mit den Fingernägeln das feinmaschige Varilindgewebe des Strumpfes beschädigen können. Eine sehr praktische Hilfe, die das verhindert, sind dünne Gummihandschuhe, wie man sie im Haushalt oder in der Medizin verwendet.

◆ Wenn Sie Strümpfe tragen, die keine Spitze haben, dann können so genannte Gleitsocken als Zubehör das Anziehen wesentlich erleichtern.

◆ Ältere und gehbehinderte Patienten haben oft Schwierigkeiten beim Anziehen der Kompressionsstrümpfe. Dafür gibt es zwei Tricks: Entweder stülpt man die Strümpfe wie üblich über die Füße, zieht dann Gummihandschuhe an und rollt damit die Strümpfe mit ausreichend Dehnung nach oben oder man nutzt die Tatsache, dass sich die Kompressionswirkung übereinander angezogener Strümpfe addiert. Wenn man einen Strumpf der Klasse 3 nicht anziehen kann, dann erzielt man den gleichen therapeutischen Effekt, wenn man über einen Strumpf der Kompressionsklasse 1 einen weiteren Strumpf der Klasse 1 anzieht.

◆ Vermeiden Sie beim Tragen von Kompressionsstrümpfen Fehler: Ziehen Sie den Strumpf beim Anziehen niemals zu hoch, weil Sie ihn sonst überdehnen. Sobald Sie ihn zu weit in die Länge gezogen haben, nimmt die Kompression ab. Schlagen Sie den Strumpf am oberen Ende niemals um.

Dadurch wird der Druck an einer Stelle erhöht, wo er gering sein sollte, und es kommt zu Stauungen. Und ganz wichtig: Tragen Sie Kompressionsstrümpfe niemals nachts während des Schlafens.

◆ Noch ein modischer Trick für Frauen: Kompressionsstrümpfe werden noch weniger erkannt, wenn man sie in derselben Farbe wie ein Kleid oder ein Kostüm trägt. Wenn Sie die Kompressionsstrümpfe nicht in der gewünschten Farbe bekommen, können Sie moderne, dünne Nylons oder eine hauchdünne Strumpfhose in der gewünschten Modefarbe darüber ziehen.

◆ Sollten sie Probleme mit dem Anziehen haben, fragen sie Ihren Apotheker. Er berät sie gern.

# So pflegen Sie Kompressionsstrümpfe richtig

Sie werden länger Freude mit Ihren Kompressionsstrümpfen haben und diese werden viel länger ihre Elastizität bewahren und die Beine vor Venenproblemen schützen, wenn Sie die Strümpfe richtig pflegen. Hier ein paar wichtige Tipps:

- Kompressionsstrümpfe sollten oft gewaschen werden, am besten jeden Tag oder zumindest jeden zweiten Tag. Fettstoffe, Salben und Lösungsmittel, die äußerlich zur Venentherapie aufgetragen werden, schädigen mitunter die elastischen Fäden des Strumpfgewebes. Das regelmäßige Waschen ist daher nicht nur aus hygienischen Gründen wichtig. Es ist auch notwendig, damit die elastischen Eigenschaften des Gewebes erhalten bleiben.

- Waschen Sie Kompressionsstrümpfe in handwarmem Wasser. Sie können sie mit einem Feinwaschmittel für synthetische Fasern als Feinwäsche bei 40 Grad Celsius in der Waschmaschine waschen. Ideal ist, wenn man nach dem Maschinenwaschgang die Strümpfe mit der Hand noch intensiv in klarem Wasser nachspült, damit auch die letzten Reste des Feinwaschmittels ausgespült werden.

- Kompressionsstrümpfe dürfen niemals ausgewrungen werden.

- Trocknen Sie Kompressionsstrümpfe niemals auf der Heizung.

- Man legt die Strümpfe auf ein gut saugendes Handtuch und lässt sie hier an der Luft trocknen. Meiden Sie dabei starke Sonnenbestrahlung. Schneller trocknen die Strümpfe, wenn Sie sie zwischen zwei saugfähige Handtücher legen. Da diese Vorgänge aber doch längere Zeit in Anspruch nehmen, ist es wichtig, dass der Patient immer ein Paar Ersatzstrümpfe zur Verfügung hat.

Wenn Sie Ihre Kompressionsstrümpfe auf diese Weise pflegen und sie richtig anziehen, werden Sie zufrieden stellende Behandlungsergebnisse haben, die lange anhalten. Sie werden mit der Kompressionstherapie trotz Venenschwäche wenig oder keine Beschwerden haben. Die Strümpfe der Varilind-Generation sind somit für den Venenpatienten ein beachtliches Stück Lebensqualität.

# Unsere Füße
# brauchen täglich viel
# mehr Pflege

All jenen, die sich intensiv mit ihren Beinen beschäftigen, damit sie erst gar keine Venenprobleme bekommen oder bereits vorhandene Venenprobleme schnell in den Griff bekommen, denen rufe ich zu: Vergesst nicht Eure Füße!

Die Füße sind bei vielen Menschen, was die gesundheitliche Betreuung betrifft, Stiefkinder. Und das darf nicht sein. Auch die Füße müssen intensiv in jedes Venenprogramm eingebaut werden.

## Auf die richtigen Schuhe kommt es an

Haben Sie schon einmal darüber nachgedacht, wie schwer es Ihre Füße haben? Sie werden morgens in Schuhe gesteckt und müssen dort den ganzen Tag durchhalten. Dafür müssen sie unseren Körper auf hartem Boden umhertragen.

Kein Wunder, wenn die Füße dann abends angeschwollen sind und schmerzen und wenn sie sich in zu engen Schuhen verformen.

Bei der Auswahl der Schuhe – speziell, wenn man zu Venenproblemen neigt –, muss man einige wesentliche Bedingungen erfüllen:

◆ Die Fußmuskulatur braucht ausreichend Platz für ihre Aktivitäten.
◆ Das Sprunggelenk muss gut bewegt werden können.
◆ Die Wadenmuskulatur muss beim Gehen ausreichend vom Fuß her gesteuert und betätigt werden.

Der Absatz der Schuhe sollte nicht höher als 2 Zentimeter sein. Ein 8 Zentimeter hoher Absatz verhindert die Bewegung des Fußes im Sprunggelenk. Er wirkt auf den Blutrückfluss so, als wäre das Gelenk versteift. Meistens kommt es nach dem Tragen von hochhackigen Schuhen abends zu Schwellungen an den Füßen.

Der Schuh muss auch die richtige Größe haben. Er darf nicht zu groß sein, weil er sonst keinen ausreichenden Halt bieten kann. Er darf aber auch nicht zu eng sein, damit sich die Zehen ausreichend bewegen können. Speziell Venenpatienten müssen darauf achten, dass Winterschuhe in geheizten Räumen nicht getragen werden dürfen. Das verstärkt die Ödembildung. Ganz besonders gefährlich ist es, wenn sich in dem Raum eine Fußbodenheizung befindet.

**Das Fußservice muss in der Kindheit beginnen!**

Eltern sollten mit ihren Kindern, sobald sie laufen können, alle 6 Monate zum Orthopäden gehen. Im Kindesalter lassen sich Fußschäden sehr gut beheben. Für Kinder ist es auch so wichtig, dass sie barfuß gehen, umherlaufen und umherspringen. Ideal dafür ist eine Wiese oder weicher Sand. Dabei wird die Fußmuskulatur gekräftigt. Fuß- und Zehengelenke werden beweglich. Obendrein wird die Immunkraft in der Fußhaut gegen Fußpilzerkrankungen gestärkt.

Sehr wichtig ist für Kinder und Erwachsene der Kauf der richtigen Schuhe. Der Schuh muss zwischen dem Fußrücken – auch Sattel genannt – und der Ferse fest sitzen. Er darf nicht zu weich sein. Der Zehenraum muss geräumig und hoch sein, damit sich die Zehen uneingeschränkt bewegen können. Die Schuhe müssen lang und schmal sein. Zu kurze Schuhe führen zu einer Krümmung der Zehen. Das wieder fördert Zehen- und Fußgewölbedeformationen. Ähnliche Folgen hat ein zu weiter Schuh. Er gibt dem Fuß zu wenig Halt. Die Zehen krallen sich ständig fest.

Kaum sind unsere Kinder im frühen Jugendlichenalter, beugen sie sich ganz besonders gern dem Modediktat der Schuhindustrie. Viele junge Mädchen zwängen ihre Füße in moderne, hohe Plateauschuhe. 10 Zentimeter und höher sind da keine Seltenheit. Im Grunde genommen kann man damit nur mehr durchs Leben stelzen. Außerdem ist die Gefahr des Umkippens groß. Die Folge: Verletzungen des Sprunggelenks und der Bänder. Plateauschuhe sind auch viel schwerer als

normale Schuhe. Hochhackige Schuhe haben wieder andere Nach-
teile: Sie verkürzen mit der Zeit die Achillessehne und machen den
Vorfuß breiter. Diese Gefahr besteht bei den Plateauschuhen nicht.
Dafür ist bei diesen Schuhen ein gesundes normales Abrollen des
Fußes nicht möglich.

Viele junge Leute mögen besonders spitz zulaufende Schuhe. Sie
deformieren die Zehen und das Fußgewölbe.

Wenn man unbedingt solche Schuhe tragen will, muss man sie zumindest eine Nummer größer kaufen und vorn mit Watte ausstopfen. Die
Absätze sollten nicht höher als 4 Zentimeter sein.

# Zehengymnastik für Sie

Damit auch die Füße und nicht nur die Beine fit bleiben, sollten Sie
morgens und abends auch Zehengymnastik betreiben. Sie kräftigen
damit auch die Bein- und Bauchmuskeln und bringen den Kreislauf in
Schwung. Hier einige Übungen:

◆ Legen Sie sich in Rückenlage auf den Boden. Spreizen Sie die
  Zehen so weit wie möglich. Dann krallen Sie sie wieder ein und
  strecken Sie abermals aus. Führen Sie die Übung 30- bis 40-mal
  durch.

◆ Setzen Sie sich auf einen Stuhl, legen Sie rund um sich einen Bleistift, eine Zündholzschachtel, einen Golfball, einen Tischtennisball,
  ein Taschentuch. Und dann greifen Sie mit den Zehen danach, fas-
  sen den Gegenstand, heben ihn hoch und lassen ihn dann nach 10
  Sekunden wieder fallen.

◆ Gehen Sie auf Zehenspitzen durch die Wohnung. Stellen Sie sich
  zwischendurch auf die Zehenspitzen und senken Sie dann den Fuß
  immer wieder auf die Ferse ab.

◆ Laufen Sie nur auf den Fersen durch die Wohnung. Es ist anstren-
  gend, aber sehr gesund.

◆ Nach diesen Zehenübungen sollten Sie jedes Mal die Füße intensiv mit den Fingern massieren.

# Das Verwöhnprogramm für Ihre Füße

◆ Nehmen Sie sich einmal in der Woche Zeit für Ihre Füße. Nehmen Sie ein Fußbad mit Fichtennadelöl. Das entspannt die Muskulatur, fördert die Durchblutung, reinigt die Haut und macht die Füße geschmeidig.

◆ Tragen Sie nur Strümpfe und Socken aus einem Gewebe, das atmungsaktiv ist, damit die Füße genug Luft bekommen.

◆ Was Ihre Füße – zumindest zeitweise – besonders lieben: Gesundheitsschuhe mit leichten, weichen Sohlen und mit einem tiefen Fußbett. Das Leder- oder Korkmaterial sollte naturbelassen sein.

◆ Viele leiden im Winter an trockenen Füßen. Die Erklärung dafür: Die Haut hat an den Füßen wenig Talgdrüsen und wird daher speziell bei kaltem Wetter schnell spröde und schuppig.

Da hilft ein altes Hausmittel aus Großmutters Zeiten: Raffeln Sie 7 Möhren ganz fein, verrühren Sie sie mit etwas Olivenöl zu einem Brei und legen diesen auf die Füße auf. 10 Minuten einwirken lassen. Dann abwaschen.

◆ Frostbeulen an den Füßen sind in der kalten Jahreszeit etwas sehr Unangenehmes. Bereiten Sie einen Tee aus Kalmuswurzeln oder Eichenrinde aus der Apotheke und gönnen Sie darin den Füßen 15 Minuten ein lauwarmes Bad. Danach 30 Sekunden in kaltes Wasser tauchen, abtrocknen, warme Wollsocken überziehen. Zusätzlich mit Ringelblumensalbe einreiben.

◆ Nach einer längeren Wanderung tun mitunter die Füße weh. Nehmen Sie ein lauwarmes Fußbad, fördern Sie dann die Durchblutung mit Bürstenmassagen und reiben Sie die Füße danach mit Olivenöl ein. Wenn die Fußsohlen brennen und rissig sind, nehmen Sie Hirschtalgsalbe.

◆ Kalte Füße sind bei vielen Menschen sehr verbreitet. Sie müssen gezielt behandelt werden, denn sie schwächen die Immunkraft. Die beste Maßnahme: Gönnen Sie Ihren Füßen jeden Abend ein lauwarmes Bad: Wasser mit 2 Liter Rosmarintee. 2 Handvoll Rosmarin aus der Apotheke mit 2 Liter kochendem Wasser aufgießen, 10 Minuten ziehen lassen, durchseihen. Abkühlen lassen.

Übrigens: Wer unentwegt an kalten Füßen leidet, sollte weniger Bohnenkaffee trinken – nicht mehr als 3 Tassen pro Tag. Das Koffein verengt die Blutgefäße, vor allem in den Füßen. Studien haben ergeben: Koffeinfreier Kaffee macht keine kalten Füße.

◆ Junge Leute, die oft in die Disco gehen, leiden häufig an roten, geschwollenen Füßen. Das kommt nicht vom Tanzen, sondern vom künstlichen Nebel, der oft auf der Tanzfläche dahinkriecht. Das ist $CO_2$-Schnee, der die Temperatur um einige Grade senkt und obendrein Eiweiß in den Körperzellen der Beine zerstört. Der beste Schutz für die Füße: Discos mit Bodennebel meiden.

◆ Haben Sie gewusst, dass rund 70 % aller Deutschen unter Plattfüßen, Senk- oder Spreizfüßen leiden? Sie können das Risiko für solche Fußprobleme senken, wenn Sie täglich 5 bis 8 Minuten barfuß umherhüpfen und 30 Minuten aufrecht und stramm gehen. Und so können Sie selbst testen, welches Fußleiden bei Ihnen vorliegt: Beim Senk- und beim Plattfuß haben Sie Schmerzen auf den Fußsohlen, in den Knien und an der Wirbelsäule. Beim Spreizfuß schmerzt es in den Zehenballen und in den Zehen, ganz besonders in der großen Zehe. Beim Ballenhohlfuß haben Sie Schmerzen am Rist, am Ballen und in den Zehenspitzen. Wenn diese Schmerzen auftauchen: Gehen Sie sofort zum Orthopäden. Sehr oft kann man das Problem mit Schuheinlagen und gezielten Gymnastikübungen lösen.

◆ Wer tagsüber beruflich viel stehen muss, der leidet speziell an heißen Sommertagen an schmerzenden, müden Füßen. Nehmen Sie ein Fußbad in lauwarmem Wasser. Gut abtrocknen. Pürieren Sie eine Salatgurke im Mixer und füllen Sie den Brei in ein Paar Socken. Ziehen Sie die Socken über und behalten Sie sie die ganze Nacht an. So werden Ihre Füße wieder topfit.

◆ Haben Sie schon einmal nachgedacht, warum Sie sich so wohl fühlen, wenn Sie barfuß über eine Wiese gehen? An Ihren Fußsohlen enden rund 72.000 Nervenbahnen. Sie aktivieren durch den Kontakt mit der Erde und dem Gras Energiebahnen, die direkt mit dem Gehirn verbunden sind und das positive Denken fördern. Ziehen Sie daher öfter die Schuhe aus und laufen Sie durchs Gras.

# Verstopfung belastet die Venen: Das sollten Sie dagegen tun

Acht Prozent der erwachsenen Bevölkerung in Mitteleuropa leiden an Verstopfung. Man kann von einer Volkskrankheit sprechen. Chronische Verstopfung und/oder ständige Darmträgheit sind ein Risikofaktor für Venenpatienten. Beim Stuhlpressen entsteht ein enormer Druck, der die Venen belastet und bei schweren Venenerkrankungen, ausgeprägten Krampfadern und Thrombosen-Risiko schwerwiegende Folgen haben kann. Außerdem beweisen jüngste russische Studien, dass chronische Verstopfung die allgemeine Immunkraft des Organismus schwächt. Und auch das ist eine schlechte Voraussetzung für Venenpatienten.

Jeder, der an einem Venenproblem laboriert, muss daher auf einen geregelten Stuhlgang achten und eine Verstopfung gezielt bekämpfen. Dazu gibt es mehrere Möglichkeiten. Wissenschaftler haben vor ein paar Jahren ein Stufenprogramm ausgearbeitet, das unter dem Namen »Verdauungstraining« bekannt geworden ist.

## Bewährte Hausmittel gegen Verstopfung

Die Naturmedizin wartet mit einer Reihe von natürlichen Hausmitteln auf, die schon seit langer Zeit angewendet werden und für die auch Erfahrungswerte vorliegen.

◆ Gießen Sie abends vor dem Zubettgehen 1/4 Liter Leitungswasser oder stilles Mineralwasser in ein Glas und lassen Sie es zugedeckt bei Zimmertemperatur stehen. Am nächsten Morgen trinken Sie dieses Glas mit abgestandenem Wasser unmittelbar nach dem Aufstehen auf nüchternen Magen.

◆ Versuchen Sie es mit Mate-Tee, auch Mate-Gold genannt, dem Tee aus den Blättern des südamerikanischen Mate-Baumes. Es gibt ihn als Mate grün oder als Mate geröstet in der Apotheke. Hier das Rezept: 2 Teelöffel Mateblätter werden mit einer Tasse kochendem Wasser aufgegossen. Nicht mehr als 3 Minuten ziehen lassen. 3 Tassen am Tag.

◆ Weichen Sie 1 Esslöffel goldgelben Leinsamen aus der Drogerie in 1/4 Liter lauwarmem Wasser ein. Über Nacht stehen lassen. Am nächsten Morgen kauen Sie den aufgequollenen Leinsamen und trinken das Leinsamenwasser, aber auch zusätzlich noch viel Wasser dazu.

◆ Weichen Sie abends 5 Dörrpflaumen oder 5 getrocknete Feigen in 1 Tasse mit lauwarmem Wasser ein. Decken Sie die Tasse zu und lassen Sie sie bei Zimmertemperatur über Nacht stehen. Am nächsten Morgen kauen Sie die aufgeweichten Feigen oder Pflaumen intensiv und trinken das fruchtige Wasser nach.

◆ Essen Sie morgens auf nüchternen Magen 1 Becher probiotisches Jogurt verrührt mit 1 Esslöffel Weizenkleie.

◆ Lassen Sie sich einen Einlauf machen. Am besten eignet sich dazu 1/2 Liter lauwarmes Wasser oder Kamillentee.

◆ Trinken Sie mehrmals am Tag 1 Glas Sauerkrautsaft oder kauen Sie 3-mal täglich 1 Esslöffel rohes Sauerkraut.

◆ Nehmen Sie morgens auf nüchternen Magen 1 Esslöffel kaltgepresstes Olivenöl.

Manchem haben diese zum Teil uralten Hausmittel geholfen, die Verstopfung wieder in den Griff zu bekommen.

# Mit Bewegung und Atemübungen gegen Verstopfung

Bewegung ist Leben und Leben ist Bewegung. Dieser Kernsatz ist für die Gesundheit, Fitness und Vitalität des Menschen von großer Bedeutung. Er kann auch in manchen Fällen gegen die Verstopfung erfolgreich angewendet werden. Zumindest schadet es nicht, wenn man es mit Bewegung versucht.

◆ Setzen Sie sich regelmäßig aufs Fahrrad und treten Sie fest in die Pedale. Am gesündesten ist es natürlich in freier Natur. Doch auch das Trainieren auf dem Trimmrad zu Hause oder im Fitness-Club kann sinnvoll sein.

◆ Gehen Sie regelmäßig schwimmen.

◆ Nützen Sie schönes Wetter am Wochenende für Wanderungen durch die Natur.

◆ Zu Hause im Bett oder auf dem Boden hat sich folgende Gymnastikübung bestens bewährt: Legen Sie sich auf den Rücken. Stützen Sie die Hände in die Hüften, strecken Sie die Beine hoch und machen Sie 10 Minuten lang Radfahrbewegungen in der Luft. Das ist zugleich eine hervorragende Übung zum Stärken der Venen.

◆ Versuchen Sie es mit einer uralten chinesischen Heilgymnastikübung: Stellen Sie sich aufrecht hin und tun Sie so, als würden Sie mit Pfeil und Bogen schießen. Zuerst nach links: Den Pfeil mit der rechten Hand nach rechts ziehen und damit den Bogen spannen. Dabei einatmen. Den Pfeil loslassen und mit ihm, sowie er davonfliegt, ausatmen. Dann »schießt« man nach rechts, dieselbe Übung mit der linken Hand durchführen. Sie müssen diese Übung jeweils 5-mal in jede Richtung durchführen, und zwar nach dem Essen – also immer dann, wenn die Verdauungsorgane Nahrung bekommen haben und zu arbeiten beginnen.

◆ Sie sollten auch die chinesische Akupressur nützen. Da gibt es zwei Energiepunkte gegen Verstopfung. Sie heißen M 25 und liegen 3 Finger breit rechts und links vom Nabel. Man übt mit den Zeigefingern gleichzeitig auf die Punkte 1 bis 2 Minuten einen vibrierenden Druck aus. Die Übung sollte öfter wiederholt werden. Von hier führen Nervenbahnen direkt zu jenen Teilen des Gehirns, die die Verdauung steuern.

◆ Sehr bewährt haben sich folgende Übungen: Laufen, auf einem Bein hüpfen, stehend auf den Zehen auf und ab wippen.

◆ Atemübungen sind auch sehr sinnvoll. Hier die klassische Übung zur Förderung der Verdauung: Legen Sie sich mit gestreckten

Beinen in Rückenlage auf den Boden. Die Arme und Hände liegen seitlich neben Ihrem Körper. Die Fußspitzen sollten nach außen fallen. Nun schließen Sie die Augen und machen Sie sich Ihre Lage bewusst. Dann horchen Sie in sich hinein, wie Sie ausatmen und einatmen. Stellen Sie sich dabei ganz genau vor, wie sich Ihr Brustraum mit frischer Luft füllt, wie sich der Brustkorb dabei weitet. Legen Sie eine Hand auf den Bauch, sodass Sie die Atembewegungen auch ganz genau spüren und mitverfolgen können. Der Bauch hebt und senkt sich. Versuchen Sie so lange wie möglich auszuatmen. Sie werden dabei merken, dass das Einatmen ganz automatisch erfolgt.

◆ Auch Massagen sind mitunter wirkungsvoll. Legen Sie sich mehrmals am Tag in Rückenlage auf den Boden und massieren Sie sanft mit beiden Händen den Bauch.

◆ Oder massieren Sie mehrmals am Tag im Sitzen mit beiden Händen die Wirbelsäule vom Steißbein weg nach oben. Aber nicht nur die Wirbelsäule direkt, sondern auch die Muskelpartien zu beiden Seiten der Wirbelsäule.

◆ Mischen Sie 2 Esslöffel Olivenöl mit 2 Tropfen Rosmarinöl oder Thymianöl aus der Apotheke und massieren Sie damit langsam und vorsichtig den gesamten Bauch, besonders rund um den Nabel. Oder Sie mischen 2 Tropfen Majoranöl mit 3 Esslöffeln Weizenkeimöl. Diese Ölmassagen sind für schwangere Frauen nicht geeignet.

Es muss noch einmal betont werden: Derartige natürliche Methoden können mitunter hervorragend helfen, die Verstopfung wieder loszuwerden. Doch die ärztliche Erfahrung zeigt, dass das bei vielen Menschen nicht funktioniert.

# Mit gesunder Ernährung gegen Verstopfung

Keine Frage: Für die Gesundheit eines Menschen mit einem gut funktionierenden Verdauungssystem ist eine ausgewogene Ernährung sehr wichtig. Eine spezielle Rolle spielen dabei die Ballaststoffe, die mit der täglichen Nahrung zugeführt werden.

Sie haben beim gesunden Menschen einen erheblichen Einfluss auf das Stuhlvolumen und die Transportzeit des Speisebreies im Darm. Das Stuhlgewicht bei Ballaststoffen erhöht sich durch das Wasser, das aufgenommen wird.

Hier ist nun jahrzehntelang in der Medizin und in der Ernährungswissenschaft ein Fehler gemacht worden. Die Tatsache, dass durch extrem ballaststoffarme Kost das Stuhlvolumen und Stuhlgewicht reduziert werden kann, erlaubt ganz und gar nicht den Rückschluss, dass verstopfte Menschen zu wenig Ballaststoffe essen.

Das trifft nur auf einen kleinen Teil der Patienten zu. Die anderen leiden unter Bewegungsstörungen im Darm, verursacht durch Nervenstörungen des Dickdarms, durch Erkrankungen innersekretorischer Drüsen oder des Nervensystems, aber auch durch die unerwünschte Wirkung von Medikamenten.

Grundsätzlich lohnt es jedoch immer, im Kampf gegen Verstopfung auch den Weg über die gesunde Ernährung zu suchen. Vor allem, wenn es um die Vorbeugung der Verstopfung geht. Und das sind die wichtigsten Kriterien der gesunden Ernährung gegen die Obstipation:

◆ Wir trinken viel zu wenig. Unser Darm braucht – wie der gesamte Organismus – regelmäßig reichlich Flüssigkeit. Notwendig sind täglich 1 1/2 bis 2 Liter in Form von Wasser, Mineralwasser, verdünnten Obstsäften oder Kräutertees.
Besonders Senioren müssen im Interesse ihrer Verdauung darauf achten. Sie haben oft kein Durstgefühl mehr und vergessen das Trinken. Bei ihnen besteht dann die große Gefahr der Austrocknung.

◆ Wer auf eine gesunde Ernährung Wert legt, sollte einfach die Faustregel beherrschen: mehr Obst und Gemüse, möglichst roh verzehrt oder schonend zubereitet. Weniger Fleisch, wenig tierische Fette, dafür mehr Fisch, pflanzliche Öle, Vollkornprodukte. Verzichten Sie auf allzu viele Süßigkeiten und auf einen zu exzessiven Gebrauch von Zucker. Gehen Sie sparsam mit Hefebackwaren um. Trinken Sie nicht zu viel Kaffee und Alkohol.

◆ Essen Sie nach Möglichkeit nicht spät abends. Legen Sie sich unmittelbar nach dem Essen nicht hin. Und essen Sie in aufrechter Haltung.

◆ Speziell diese gesunde Ernährungsform erfordert eine grundsätzliche Maßnahme: Gut gekaut, ist halb verdaut. Wer langsam isst und die Speisen genießt, wer jeden Bissen 30- bis 50-mal kaut, der nimmt dem Darm bereits ein schönes Stück Arbeit ab und trägt zur Verbesserung der Verdauung bei.

◆ Es gibt kleine Tricks in der Ernährung, mit denen man die Verdauung anregen kann: Dazu gehören süßer Paprika, weißer und schwarzer Pfeffer, Curry, Senf, Meerrettich, eine fettfreie Gemüsebouillon und Bittergetränke wie Salbeitee, Artischockensaft oder folgender Aperitif: 1 Glas Tomatensaft oder Mischgemüsesaft mit dem Saft 1/2 Zitrone und 2 Teelöffel Selleriesaft.

◆ Sehr wichtig ist im Rahmen einer gesunden Ernährung für einen gut funktionierenden Darm das Frühstück. Es ist im Grunde genommen die wichtigste Mahlzeit des Tages. Daher sollte man darauf niemals verzichten.

◆ Bei manchen Menschen bringt es enorm viel für die Verdauung, wenn sie ihre Ernährung auf Vollkornprodukte umstellen: Vollkornbrot, Vollkornteigwaren und vieles andere.


# Die letzte Entscheidung: Das Abführmittel

Wenn nun der Venenpatient unbedingt seine Verstopfung in den Griff bekommen muss, aber die alten Hausmittel, Bewegung, Atemübungen und eine Ernährungsumstellung nichts gebracht haben, muss der Betroffene nach Absprache mit dem Arzt zu einem Abführmittel greifen.

Er leidet dann aller Voraussicht nach an einer Störung von Nervenknoten im Darm. Die Wahl der entsprechenden Verdauungshilfe darf nicht auf die leichte Schulter genommen werden. Das Mittel muss im Interesse der Gesundheit ganz bestimmte Voraussetzungen erfüllen.

Es muss die natürliche Eigenbewegung des Darms anregen, darf keinen Durchfall auslösen und darf den Darm auch nicht träge machen. Es soll erst dort wirken, wo es gebraucht wird, nämlich im Dickdarm. Das ist möglich, wenn das Präparat in Form eines Dragees mit einer

Spezialschicht überzogen ist, die den Wirkstoff sicher durch den Magen, den Zwölffingerdarm und den Dünndarm bringt. Es darf den Kreislauf nicht belasten und keinen Flüssigkeitsverlust auslösen. Es darf Herz, Kreislauf, Leber und Magen nicht belasten und dem Organismus keine Nährstoffe aus der Nahrung entziehen.

Diese Voraussetzungen erfüllen alle modernen Abführmittel, die aus den Wirkstoffen Bisacodyl oder Natriumpicosulfat bestehen. Sie können ganz niedrig dosiert werden. Dennoch aber gilt die Regel: Abführmittel sollen nicht zur Gewohnheit werden. Man darf sie nicht zu lange einnehmen.

# Wichtige Fragen und Antworten zum Thema Venenprobleme

Geht es Ihnen auch so? Wenn man sich mit dem Thema Venenprobleme befasst, vor allem, wenn man selbst davon betroffen ist, hat man so viele Fragen. Mitunter getraut man sich nicht sie zu stellen, weil man nicht ausgelacht und als blutiger Laie angesehen werden möchte. Sie sollten das ablegen.

Fragen Sie speziell Ihren Arzt. Es ist seine Pflicht, Sie zu informieren. Sehr oft aber kann Ihnen auch Ihr Apotheker helfen. Speziell, was die Kompressions-Therapie und den Einsatz von Venenmedikamenten betrifft.

Ich habe im Folgenden für Sie Fragen und Antworten zusammengetragen, die häufig gestellt werden. Ich hoffe, Sie können damit Ihr Wissen über Venenleiden ein wenig ergänzen.

**Welche Nebenwirkungen haben Venenmedikamente zum Einnehmen?**

Sie haben nahezu keine Nebenwirkungen, auch wenn sie über einen langen Zeitraum eingenommen werden müssen. In seltenen Fällen können Völlegefühl, allergische Reaktionen oder leichte Bauchbeschwerden auftreten.

**Kann man auch an den Füßen Krampfadern bekommen?**

Das ist sehr selten der Fall.

### Wie kann man Kompressionsstrumpfhosen leichter anziehen?

Lesen Sie ganz genau die Anleitung auf der Packung. Lassen Sie sich vom Apotheker genau erklären, wie Sie die Strümpfe mit dem modernen Varilindgewebe einfacher anziehen können.

Mitunter sind ganz normale Haushaltshandschuhe aus Kunststoff eine gute Hilfe beim Anziehen.

### Soll man Kompressionsstrümpfe auch vorbeugend tragen?

Nein. Dafür sind die Stützstrümpfe gedacht. Lassen Sie sich ganz genau vom Apotheker informieren.

### Können Medikamente das Tragen von Kompressionsstrümpfen ersetzen?

Nein. Die Kompressionsbehandlung ist eine unverzichtbare Maßnahme bei allen Formen von Venenerkrankungen. Wer einmal Kompressionsstrümpfe oder Kompressionsstrumpfhosen getragen hat, der weiß, wie wohl man sich fühlt und wie schnell man von Schmerzen und Schwellungen befreit werden kann. Medikamente können aber eine sinnvolle Ergänzung zur Kompressions-Therapie sein.

### Stimmt es, dass Asiaten und Schwarzafrikaner keine Krampfadern bekommen?

In manchen Teilen Asiens und auch bei manchen Ureinwohnern Afrikas haben Ärzteteams festgestellt, dass es dort keine Krampfadern gibt. Die Veranlagung zu Krampfadern ist bei dieser Bevölkerung genetisch nicht gegeben.

### Was ist der Unterschied zwischen einem Stützstrumpf und einem Kompressionsstrumpf?

Der Stützstrumpf übt keinen so starken Druck auf die Beine aus und ist daher in erster Linie als Vorbeugemaßnahme gedacht, wenn jemand die Veranlagung für eine Venenschwäche hat und den Venen einen besseren Halt sowie Kraft geben möchte. Die Kompressionsstrümpfe üben einen viel größeren Druck auf das Gewebe und auf die

Venen aus und sollten daher auch vom Apotheker individuell angemessen werden. Als Kompressionsstrümpfe dürfen auch nur solche Strümpfe und Strumpfhosen verkauft werden, die bei einer Qualitätskontrolle ganz bestimmte Kriterien erfüllen.

### Bleiben nach einer Venenverödung Narben zurück?

Wenn die Verödung fachmännisch durchgeführt wird, dann entstehen keine Narben. Es kann aber zu Hautveränderungen kommen. Wichtig ist, dass das Bein nach dem Eingriff mit einem Kompressionsverband versehen wird und der Betroffene danach Kompressionsstrümpfe vom Apotheker trägt. Dann können die Venenwände gut verkleben. Der Heilungsprozess dauert – je nach der Größe der verödeten Blutgefäße – bis zu 7 Tage. Besenreiser verschwinden meistens sofort nach der Verödung.

### Zu welchem Arzt kann ich mit Venenproblemen gehen?

In den meisten Fällen haben sich Internisten, Hautärzte und Gefäßchirurgen auf die Behandlung von Venenerkrankungen spezialisiert. Aber sehr oft befassen sich auch Gynäkologen und Allgemeinärzte damit. Venenspezialisten, die ihre Qualifikation nachweisen können, dürfen sich auch Phlebologen nennen. Die Phlebologie ist die Lehre von den Venen und ihren Erkrankungen.

### Muss man bei einem Venenleiden immer die Pille absetzen?

Wenn in der Familie eine verstärkte Gefahr für Krampfadern und für eine Beinvenenthrombose besteht, dann sollten Frauen und Mädchen die Einnahme der Pille sehr gut überlegen und mit dem Arzt besprechen. Generell kann die Pille tatsächlich bei entsprechender Veranlagung die Bildung von Krampfadern verstärken, egal, ob die Betroffene raucht oder nicht. Das Rauchen erhöht das Risiko zusätzlich. Es ist also durchaus sinnvoll, über eine andere Form der Verhütung nachzudenken.

**Warum fördern Büstenmassagen die Bildung von Besenreisern?**

Besenreiser sind kleinste, erweiterte Venen, die rotbläulich unter der Haut schimmern. Durch eine Bürstenmassage können die Muskelanteile der feinen Äderchen zusätzlich auseinander gerissen werden und das verstärkt und fördert die Bildung von Besenreisern.

**Können auch Kinder bereits Venenprobleme haben?**

Die Bochumer Studie hat bei Untersuchungen von Gymnasiasten nachgewiesen: Etwa 10 % der 10- bis 12-jährigen Schüler haben bereits eine Venenschwäche mit Neigung zu Krampfadern.

Bei den 14- bis 16-Jährigen sind es etwas über 30 % und bei den 18- bis 20-Jährigen etwas über 35 %. Sichtbare Krampfadern hatten von 518 Kindern 60 im Alter von 14 bis 16 Jahren. Bei rund 4 % der 14- bis 16-Jährigen waren bereits Besenreiser sichtbar.

**Warum gehen viele mit offenen Beinen zu spät zum Arzt?**

Das Problem: Das offene Bein schmerzt nicht. Deshalb hat der Betroffene keinen Leidensdruck. Allein der unästhetische Anblick am Bein und der oft schlimme Geruch sind bei vielen nicht Druck genug, um rechtzeitig zu einem Arzt zu gehen. Hier liegt eine große Aufgabe bei Verwandten und Bekannten, um den Kranken zu einem Arztbesuch zu überreden.

**Gibt es für offene Beine im fortgeschrittenen Stadium keine Heilung?**

Das ist eine Fehlmeinung. Das Unterschenkelgeschwür muss nur von einem erfahrenen Venenspezialisten richtig behandelt werden. Wichtig ist, dass es fachgerecht gewickelt wird.

**Warum muss man mit einem Venenleiden abnehmen?**

Bei einer Venenerkrankung zählt jedes Kilo Übergewicht doppelt. Wenn man zu viel wiegt, so belastet das nicht nur die Beine. Es schränkt auch die Beweglichkeit des Zwerchfells ein. Und das ist eine sehr wichtige Pumpstation für den Rückfluss des Blutes zum Herzen.

**Wie hoch soll man mit Venenproblemen das Bettende anheben?**

Stellen Sie das Fußende Ihres Bettes etwa 10 Zentimeter höher. Die einfachste Lösung: Legen Sie Telefonbücher unter die Matratze.

**Kommen wegoperierte Krampfadern immer wieder?**

Eine einmal operierte und entfernte Vene kommt natürlich nicht wieder. Allerdings ist damit nicht die Veranlagung zur Bildung von Krampfadern beseitigt. Die ererbte Bindegewebsschwäche ist nach wie vor vorhanden. Es können sich daher an einer anderen Stelle immer wieder neue Krampfadern bilden. Die Krampfadernoperation ist aber schon deshalb wichtig, weil man damit Komplikationen vermeiden und das Fortschreiten der Krankheit bremsen kann.

# Das ABC der Venenerkrankungen

Wer sich für Venenleiden interessiert, weil er in seiner nächsten Umgebung damit konfrontiert wird oder weil er selbst davon betroffen ist, hört immer wieder medizinische Fachausdrücke, die er nicht kennt.

In solchen Situationen ist es gut, wenn man gezielt nachschlagen kann, um den Begriff zu verstehen. Ich habe mich bemüht, Ihnen ein ABC der wichtigsten Fachausdrücke zusammenzustellen.

### Adventitia

Äußerste Schicht der Blutgefäßwand. Sie besteht aus Bindegewebe und bei Venen auch aus glatter Muskulatur. Sie enthält ernährende Gefäße und Gefäßnerven.

### Ambulant

Ärztliche Behandlung, bei der kein Krankenhausaufenthalt notwendig ist. Verödungen von Besenreisern oder Krampfadern können in vielen Fällen ambulant durchgeführt werden.

### Anamnese

Krankengeschichte eines Patienten. Der Arzt erkundigt sich nach früheren Erkrankungen, die in der Familie vorgekommen sind (so genannte Familienanamnese). Die Anamnese wird nach den Angaben des Patienten erstellt. Eine Venenschwäche ist zum Beispiel vererbbar. Wenn bereits Eltern und Großeltern an Krampfadern leiden, ist damit zu rechnen, dass auch die Kinder eine Venenerkrankung bekommen. Bei der Eigenanamnese berichtet der Patient, welche sonstigen Erkrankungen er selbst bereits hatte.

## Angiologie

Lehre von den Blutgefäßen und Gefäßkrankheiten. Venenleiden zählen zu den Gefäßkrankheiten.

## Antikoagulantien

Medikamente, die die Blutgerinnung hemmen oder verzögern. Sie werden zum Beispiel zur Verhütung und Behandlung von Thrombosen eingesetzt.

## Arterie

Schlagader, Pulsader. In den Arterien wird das sauerstoff- und nährstoffreiche Blut vom Herzen wegtransportiert, um Organe und Gewebe zu versorgen.

## Aussacken

Sackartige Erweiterung der Venenwände.

## Besenreiser

Dünne, rötlich-bläuliche Äderchen unter der Haut. Es handelt sich dabei um feinste Venen, meist nur ein bis zwei Zentimeter lang, die überdehnt sind und deswegen durch die Haut schimmern. Der Name wurde abgeleitet vom auseinander strebenden, raurandigen »Reiserbesen«, der im Aussehen den geschlängelten Äderchen ähnelt.

## Chronisch

Dauerhaft, sich langsam entwickelnd, im Gegensatz zu »akut«.

## Chronische Veneninsuffizienz

Unter dieser Bezeichnung werden unterschiedliche Störungen des venösen Rückflusses zusammengefasst, die bei Krampfaderleiden oder nach Thrombosen auftreten.

Man unterscheidet unter anderem folgende Schweregrade:

Grad I: geringe Ödembildung, Wasseransammlungen in den Beinen.

Grad II: vermehrte Ödembildung und Hautveränderungen.

Grad III: deutlich ausgeprägte Wasseransammlungen in den Beinen. Es entwickelt sich ein Unterschenkelgeschwür, in der Medizin Ulcus cruris genannt.

Die Patienten klagen über Stauungssymptome wie müde, schwere Beine, Spannungsgefühl und Kribbeln in den Beinen – besonders nach längerem Stehen und Sitzen.

## Dermatologie

Lehre von den Hautkrankheiten. Da sich Venenerkrankungen auch durch Hautveränderungen äußern, befassen sich zum Teil auch Dermatologen, also Hautärzte, mit der Behandlung von Venenleiden.

## Differentialdiagnose

Diagnose, mit der Krankheitsbilder, die einander ähnlich sind, verglichen und abgegrenzt werden.

## Diuretika

Harntreibende, entwässernde Mittel. Sie werden hauptsächlich bei Patienten mit Herz- und Nierenerkrankungen eingesetzt, vorübergehend aber auch bei Venenpatienten, die unter starken Wasseransammlungen in den Beinen leiden.

## Ekzem

Nicht ansteckende, vielgestaltige, oft juckende Entzündung der Haut. Stauungsekzeme am Unterschenkel und Knöchel können die Folge eines über lange Zeit unbehandelten Krampfaderleidens sein.

### Embolie

Verstopfung eines Blutgefäßes durch in die Blutbahn geratene und mit dem Blutstrom verschleppte körpereigene oder körperfremde Substanzen. Besonders gefährlich sind Blutgerinnsel in den tiefen Beinvenen, da sie möglicherweise mit dem Blutfluss abgeschwemmt werden und in die Lunge gelangen können.

### Embolus

Blutgerinnsel, das sich von der Gefäßwand gelöst hat und mit dem Blutstrom zum Beispiel in die Lunge gelangen und somit eine Lungenembolie verursachen kann.

### Emulgel

Neuartige Darreichungsform eines Präparats zum Einreiben, das zum Beispiel Beschwerden bei oberflächlichen Venenentzündungen und Schwellungszuständen lindert. Es verbindet die kühlenden Eigenschaften eines Gels mit der pflegenden Wirkung einer Salbe.

### Endothel

Innere Zellschicht, die alle Gefäße auskleidet.

### Enzyme

Substanzen, die im menschlichen Körper selbst gebildet werden. Sie spielen eine wichtige Rolle im Stoffwechsel.

### Faszie

Sehnenartige, widerstandsfähige Hülle aus Bindegewebe, die Muskeln und Muskelgruppen umhüllt.

### Fibrin

Eiweißstoff des Blutes, der bei der Blutgerinnung entsteht.

**Fibrinolyse**

Auflösung eines Blutgerinnsels durch Enzymeinwirkung.

**Fibrinolytika**

Arzneimittel, die Blutgerinnsel auflösen.

**Fibroblast**

Zelle, die die Fähigkeit besitzt, das faserige Bindegewebe zu bilden.

**Gefäß**

Adern, in denen das Blut fließt. Es gibt die Venen, die das verbrauchte, sauerstoffarme Blut zurück zum Herzen transportieren und die Arterien, die das sauerstoffreiche Blut vom Herzen wegtransportieren, um Organe und Gewebe zu versorgen.

**Hämoglobin**

Farbstoff der roten Blutkörperchen – in der Medizin Erythrozyten genannt –, der dem Transport und der Anbindung des Sauerstoffs dient.

**Hormone**

Meist in Körperdrüsen gebildete Stoffe, die zwischen verschiedenen Zellarten des Organismus Informationen übertragen. Als Botenstoffe regulieren sie so die Lebensvorgänge und Funktionen im Körper.

**Hydrotherapie**

Wasserbehandlungen, zum Beispiel Wassertreten, wie sie vor allem bei der Kneipp-Therapie angewendet werden.

**Insuffizienz**

Funktionsschwäche. Eine Veneninsuffizienz zum Beispiel ist eine Beeinträchtigung der normalen Venenfunktion.

**Intramuskuläre Injektion**

Eine Injektion in den Muskel.

**Intravenöse Injektion**

Eine Injektion in die Vene.

**Kapillargefäße**

Feinste Verästelungen der Blutgefäße. Dort findet der Gas-, Stoff- und Flüssigkeitsaustausch mit dem Gewebe statt. Die Gewebezellen erhalten Nährstoffe und geben ihre Stoffwechselendprodukte ab.

**Kollagen**

Eiweißkörper, die die Fähigkeit besitzen, aufzuquellen. Sie haben im menschlichen Körper eine Art Gerüstfunktion. Bindegewebe, Sehnen, Knorpel, Knochen und auch Venenwände enthalten Kollagen.

**Kompressionsbehandlung**

Bandagieren der Beine mit Kompressionsverbänden oder das Tragen von medizinischen Kompressionsstrümpfen oder -strumpfhosen, die vom Apotheker angemessen werden. Durch diese Therapie wird die Wirkung der Muskelpumpe unterstützt und der Rückstrom des Blutes zum Herzen verbessert. Wasseransammlungen in den Beinen gehen zurück. Zur Langzeitbehandlung und zur Sicherung des Therapieerfolgs verordnet der Arzt einen Kompressionsstrumpf. Für eine optimale Wirkung ist es wichtig, dass der Verband richtig angelegt ist und die Strümpfe genau dem Bein angepasst sind. Für einen dauerhaften Therapieerfolg muss die Kompressionsbehandlung konsequent durchgeführt werden. Das heißt: Die Strümpfe oder Strumpfhosen müssen ständig getragen werden.

## Kompressionsstrumpf, Kompressionsstrumpfhose

Medizinischer Strumpf aus elastischem Material, der einen gleich bleibenden Druck auf das Bein und die Venen ausübt. Die Druckverteilung nimmt von unten nach oben ab und ist im Knöchelbereich am größten. Kompressionsstrümpfe werden je nach Druck und Wirkung in vier Kompressionsklassen eingeteilt. Medizinische Kompressionsstrümpfe sind nicht mit so genannten Stützstrümpfen gleichzusetzen. Diese üben einen weit geringeren Druck aus und sind für eine Behandlung bestehender Venenerkrankungen nicht ausreichend, sondern haben nur vorbeugenden Charakter.

Achten Sie beim Kauf in der Apotheke darauf, dass sowohl die Kompressionsstrümpfe als auch die Stützstrümpfe aus dem hochmodischen, aber medizinisch wirksamen Varilindgewebe gefertigt sind.

## Kompressionsverband

Fester medizinischer Verband mit halbelastischen Binden, der nach einer bestimmten Wickeltechnik angelegt wird und das Gewebe und die Venen zusammendrückt – in der Medizinersprache komprimiert – und so eine entstauende Wirkung hat. Erst wenn die Beine entstaut sind, können vom Apotheker medizinische Kompressionsstrümpfe oder -strumpfhosen angepasst werden, deren Therapieerfolg ganz wesentlich von einer genauen Passform abhängt.

## Kontrastmittel

Eine Flüssigkeit, die in die Venen gespritzt wird, um eine Röntgenuntersuchung durchzuführen. Kontrastmittel sind für Röntgenstrahlen nicht durchlässig und daher auf dem Röntgenbild als Schatten erkennbar.

## Krampfader

Krankhafte Erweiterung einer Beinvene, erkennbar durch ihre geschlängelte Form und Verdickung. Krampfadern entstehen zum Beispiel durch eine Überdehnung der Venenwand aufgrund defekter Venenklappen, die normalerweise das Versacken des Blutes und damit einen Blutstau in den Beinen verhindern.

**Krosse**

Eine bestimmte Stelle im Körper, an der die große Rosenvene, die an der Innenseite des Beins verläuft, in die tiefe Oberschenkelvene einmündet.

**Lichtreflexions-Rheographie**

Verfahren zur Ermittlung der Venenfunktion. Bei der Messung wird Infrarotlicht in die Haut eingestrahlt und je nach Füllungszustand der Hautvenen unterschiedlich reflektiert. Auf diese Weise kann festgestellt werden, ob eine venöse Störung vorliegt bzw. wie ausgeprägt sie ist.

**Livid**

Bezeichnung für eine bläuliche Färbung der Haut.

**Lungenembolie**

Siehe Embolie.

**Lymphe**

In den Lymphgefäßen enthaltene Flüssigkeit, die für den Stoffaustausch im Gewebe sehr wichtig ist.

**Oberflächliche Venen**

Unmittelbar unter der Haut verlaufende Venen, die das Blut aus dem umliegenden Gewebe durch so genannte Perforans-Venen – Verbindungsvenen – in die tieferen Venen weiterleiten.

## O-β-Hydroxyethyl-Rutoside

Bewährte Wirksubstanz, die in Venenmedikamenten enthalten ist. Die O-β-Hydroxyethyl-Rutoside gehören zu den therapeutisch bedeutenden Pflanzenfarbstoffen – Flavonoide genannt, sind ein Abkömmling des Rutin und werden der Gruppe der Rutoside zugerechnet. Ein aufwendiges technisches Verfahren macht es möglich, die schwer lösliche Ausgangssubstanz so aufzubereiten, dass sie sich im Körper auflöst und aufgenommen wird. Durch die regelmäßige Einnahme von O-β-Hydroxyethyl-Rutosiden können Wasseransammlungen in den Beinen vermindert werden. Die Fließfähigkeit des Blutes wird verbessert und damit die Versorgung des umliegenden Gewebes.

## Ödem

Ansammlung von Flüssigkeit im Gewebe. Ödeme entstehen, wenn wasserähnliche Flüssigkeiten durch geschädigte Venenwände in das umliegende Gewebe dringen können.

## Ödemprotektiva

Arzneimittel, die die Bildung von Ödemen vermindern und verzögern.

## Palpation

Untersuchungsmethode durch Abtasten. Der Arzt kann auf diese Weise zum Beispiel Aufschlüsse über die Gewebebeschaffenheit, über Wasseransammlungen, schmerzende Stellen und über den Verlauf der Venen erlangen.

## Phlebitis

Entzündung der Venenwände.

## Phlebographie

Röntgenologische Darstellung der Venen mit Hilfe eines Kontrastmittels. Der Arzt benutzt diese Untersuchungsmethode zum Beispiel, um bei Krampfaderleiden festzustellen, ob und welche Schädigungen in den tiefen Beinvenen vorliegen.

## Phlebologe

Arzt mit Spezialkenntnissen auf dem Gebiet der Venenerkrankungen. Auf die Behandlung von Venenerkrankungen haben sich vor allem Internisten, Hautärzte, Chirurgen, aber auch Gynäkologen und Allgemeinärzte spezialisiert.

## Phlebologie

Lehre von den Venen und ihren Erkrankungen.

## Phleboskopie

Siehe Phlebographie.

## Phlebothrombose

Tiefe Beinvenenthrombose, teilweiser oder völliger Verschluss der tiefen Venen, insbesondere der Bein- und Beckenvenen, durch ein Blutgerinnsel.

## Photoplethysmographie

Verfahren, bei dem die unterschiedliche Streuung roten Lichts durch gut oder schlecht durchblutetes Gewebe zur Diagnose von Funktionsstörungen genutzt wird.

## Postthrombotisches Syndrom

Zustand nach einem Gefäßverschluss durch ein Blutgerinnsel – eine Thrombose – in den tiefen Beinvenen. Der Rückfluss des Blutes in den Venen ist gestört.

## Primäre Varikose

Krampfaderleiden, das durch erbliche Veranlagung entstehen kann und durch Bewegungsmangel, Übergewicht, die Einnahme der Pille und die Anzahl der Schwangerschaften verstärkt wird.

## Prophylaxe

Vorbeugung; Maßnahmen, die dazu dienen, drohende Krankheiten zu verhüten. Oft könnten durch regelmäßige Prophylaxe auch Krampfaderleiden vermindert beziehungsweise zumindest das Fortschreiten verlangsamt werden. Sinnvolle Maßnahmen sind zum Beispiel regelmäßige Bewegung, ausgewogene Ernährung, Vermeidung von Übergewicht und Verzicht auf übermäßigen Alkoholkonsum oder heiße Bäder und ausgedehnte Saunabesuche sowie das vorsorgliche Tragen von Stützstrümpfen aus der Apotheke.

## Radiofibrinogentest

Messung der Strahlung von radioaktiven Kernen, die in eine Vene eingeführt werden.

## Rezidiv

Das Wiederauftreten einer Krankheit, Rückfall. Wenn Krankheiten in bestimmten Zeitabständen wieder auftreten.

## Risikofaktoren

Lebensbedingungen oder Lebensgewohnheiten, die die Entwicklung bestimmter Krankheiten begünstigen. Risikofaktoren für die Ausbildung eines Venenleidens sind zum Beispiel Bewegungsmangel, Übergewicht und bei Frauen Schwangerschaft oder die Einnahme der Pille.

## Sekundäre Varikose

Krampfaderleiden, das »sekundär« entsteht, also aufgrund einer vorausgehenden Erkrankung. Von einem sekundären Krampfaderleiden spricht man zum Beispiel, wenn tiefe Venen infolge einer Thrombose verschlossen sind, so dass sich das Blut einen anderen Weg durch die an der Oberfläche gelegenen Venen suchen muss. Das bedeutet eine erhöhte Belastung und Dehnung der oberflächlichen Venen und kann ein Krampfaderleiden zur Folge haben.

### Sklerosierung

Verödungsbehandlung. Injektion mit einer medikamentösen Lösung in krankhaft erweiterte Gefäße, zum Beispiel Besenreiser oder kleine Krampfadern. Die Verödung führt zu einer Entzündung und Verklebung der Venenwände. Das Blut sucht sich einen neuen Weg durch andere, gesunde Venen. Das verödete Gefäß ist nicht mehr sichtbar, weil kein Blut mehr hindurchfließen kann.

### Stoffwechsel

Ein Vorgang, bei dem der Organismus Stoffe von außen aufnimmt und sie in seinem Innern chemisch umsetzt, um anschließend andere Stoffe, so genannte Abbauprodukte, wieder nach außen abzugeben.

### Stützstrumpf

Im Gegensatz zum medizinischen Kompressionsstrumpf üben Stützstrümpfe einen geringeren Druck auf das Gewebe aus und werden auch nicht individuell angepasst. Sie dienen vorrangig der Vorbeugung von Venenleiden und werden nicht von der Krankenkasse erstattet.

### Subkutane Injektion

Eine Injektion unter die Haut.

### Symptom

Krankheitszeichen, das für eine bestimmte Krankheit charakteristisch ist. Typische Symptome einer Venenschwäche sind beispielsweise: müde, schwere Beine, Schwellungen, Spannungsgefühl, Kribbeln und Hitzegefühl in den Beinen, manchmal auch nächtliche Wadenkrämpfe. Deutliche Anzeichen sind Krampfadern oder Hautverfärbungen an den Beinen.

## Thrombektomie

Operative Entfernung eines Blutgerinnsels aus einem Gefäß.

## Thrombolytikum

Medikament zur Auflösung eines Blutgerinnsels.

## Thrombophlebitis

Entzündung der oberflächlichen Venen mit erhöhter Gefahr einer Gerinnselbildung. Die Erkrankung zeigt sich als leicht geröteter, schmerzender Strang im Verlauf der oberflächlichen Venen.

## Thrombose

Teilweiser oder völliger Verschluss eines Gefäßes durch ein Blutgerinnsel. Im Bereich der tiefen Bein- und Beckenvenen spricht man von einer Phlebothrombose. Löst sich ein Blutgerinnsel von der Gefäßwand und setzt sich zum Beispiel in der Lunge fest, kann das für den Betroffenen lebensbedrohlich werden. Man spricht dann von einer Embolie.

## Thrombozyten

Blutplättchen; Zellen, die eine wichtige Funktion bei der Blutgerinnung haben. Sie besitzen die Fähigkeit, sich zur Blutstillung – aber auch bei der Thromboseentstehung – zusammenzuballen.

## Thrombus

Blutpfropf, der sich innerhalb eines Blutgefäßes, meist einer Vene, bildet und es verengt oder völlig verschließt.

**Tiefe Venen**

In der Tiefe verlaufende, in die Muskulatur eingebettete und somit von außen nicht sichtbare Beinvenen. Während die oberflächlichen Venen das Blut an die tiefen Venen weiterleiten, wird in diesen das Blut zum Herzen transportiert. Schädigungen der tiefen Beinvenen sind besonders gefährlich, da sich eine Embolie entwickeln kann. Eine schnelle Diagnose und eine daraufhin erfolgende Behandlung sind sehr wichtig.

**Ulcus**

Geschwür.

**Ulcus cruris**

Unterschenkelgeschwür, offenes Bein.

**Ulcus cruris venosum**

Unterschenkelgeschwür als Folge eines unbehandelten Krampfaderleidens. Durch eine rechtzeitige Behandlung besteht jedoch die Möglichkeit, ein Unterschenkelgeschwür zu verhindern.

**Ultraschall-Doppler-Untersuchung**

Verfahren zur Messung der Blutströmung in Blutgefäßen. Anhand der Ergebnisse kann der Arzt zum Beispiel feststellen, ob die Venenklappen funktionieren und der Rückfluss des Blutes zum Herzen gewährleistet ist oder ob sich das Blut in den Venen staut.

**Varilindtherapie**

Das Tragen von Kompressionsstrümpfen und -strumpfhosen, aber auch von Stützstrümpfen aus der Apotheke mit einem elastischen, modischen Spezialgewebe, das es heute – wie bei Nylonstrümpfen – in vielen eleganten Farben gibt.

**Varikophlebitis**

Entzündung einer oberflächlichen Krampfader.

**Varikose oder Varikosis**

Krampfaderleiden.

**Varizen**

Krampfadern.

**Venen**

Blutgefäße, durch die das verbrauchte, sauerstoffarme Blut von den Körperorganen zum Herzen zurücktransportiert wird. Im Gegensatz zu den Arterien sind Venen nicht mit einem so genannten Muskelmantel umgeben. Die Venenwand ist wesentlich dünner und elastischer.

**Veneninsuffizienz**

Unzureichende Leistungsfähigkeit der Venen.

**Venenklappen**

Befinden sich an der Veneninnenwand und erfüllen eine Schleusenfunktion. Die Venenklappen sorgen dafür, dass das Blut in den Venen nur in Richtung Herz fließen kann. Beschädigte Venenklappen können die Ursache für einen gestörten Rückfluss und ein Versacken des Blutes sein.

**Venenstripping**

Operatives Entfernen einer krankhaft veränderten Vene.

**Venentonus**

Spannkraft der Venenwände. Wenn die Venenwände ihre Spannkraft verlieren, kann es zu einer Überdehnung der Venenwände und damit zur Entwicklung eines Krampfaderleidens kommen.

**Venentherapie**

Die Behandlung von Venenbeschwerden an den Beinen durch Einreibung von Salben oder Gels aus der Apotheke mit dem Hauptwirkstoff Heparin-Natrium. Für Unterwegs gibt es den Vetren-Gel-Roll-on-Stift, mit dem man einfach über die Beine streicht und einen kühlenden und schmerzlindernden Effekt erzielt.

# Gesunde und schöne Beine bis ins hohe Alter

**Ein Nachwort**

Wer von uns möchte nicht bis ins hohe Alter körperlich und geistig gesund bleiben? Wer möchte nicht möglichst lange attraktiv aussehen? Und dazu gehört zweifelsohne der Wunsch, auch in späteren Jahren gesunde und schöne Beinen zu zeigen. Die Realität sieht sehr oft anders aus. Mit zunehmendem Alter tauchen bei vielen Frauen an den Beinen unansehnliche bläuliche Besenreiser und Krampfadern auf. Das kann sehr belastend sein.

Die Betroffenen wagen es trotz guter Figur nicht mehr, kurze Röcke zu tragen oder gar ins Schwimmbad oder an den Strand zu gehen. In dieser Phase werden Besenreiser und Krampfadern als Schönheitsfehler empfunden. In Wahrheit aber sind das die Anzeichen einer Venenerkrankung, die man nicht auf die leichte Schulter nehmen darf. Am Ende können schwere Leiden stehen.

Sie werden fragen: Wie verhindert man das alles? Wie wirkt man dem Schönheitsfehler und der gesundheitlichen Bedrohung entgegen? Ganz einfach: Man muss von Jugend an ein Auge auf die eigenen Beine werfen. Man muss sie einer ständigen Kontrolle unterziehen. Und bei den allerersten Beschwerden, bei den ersten leisen Anzeichen für eine Venenschwäche muss man sofort zum Arzt gehen. Je früher man kommt, desto wirkungsvoller kann eingegriffen und Schlimmes verhindert werden.

Kranke Beine sind kein Schicksal. Rechtzeitig therapiert kann das Auftreten von Besenreisern und Krampfadern verhindert werden. Und dabei spielen die modernen Stützstrümpfe und die Kompressionsstrümpfe sowie die Kompressionsstrumpfhosen eine bedeutende Rolle. Man darf das nicht unterschätzen. Und außerdem: Heutzutage muss niemand beim Tragen solcher Strümpfe auf modische Eleganz verzichten. Schauen Sie sich doch einmal bei Ihrem Apotheker um. Sie werden im ersten Augenblick denken, Sie befinden sich in einer Strumpf–Boutique.

Sehen Sie: Ihr Venenarzt und diese »Strumpfboutique« beim Apotheker sind Ihre Verbündeten, damit Sie tatsächlich mit gesunden und attraktiven Beinen viele Jahrzehnte selbstsicher durchs Leben gehen können.

# TV-Gesundheitsexperte Prof. Bankhofer: Der Mann, der so lebt, wie er schreibt!

Er hat in den letzten Jahren als TV-Gesundheitsexperte im ARD-Morgenmagazin die Herzen der Zuschauer im Sturm erobert. Er hat seit Jahren jeden Samstag eine eigene einstündige Sendung bei »Klassik Radio«. Er ist aber auch in vielen anderen deutschen Radiosendern und Fernseh-Talkshows zu Gast, wenn es um aktuelle Themen der Gesundheit geht.

Er hat ein treues Publikum, wenn er jede Woche im ORF-Vorabendmagazin »Willkommen Österreich« seine Tipps gibt. Und Millionen Menschen lesen seit Jahren mit Begeisterung seine Ratgeberbücher und seine diesbezüglichen Kolumnen in Zeitungen, Magazinen oder Illustrierten.

Prof. Hademar Bankhofer ist Jahrgang 1941, hat nach seinem Abitur vorerst Jura, dann Publizistik, Germanistik und Philosophie an der Universität Wien studiert. Dann wurde er Zeitungsreporter, Berichterstatter, schließlich stellvertretender Chefredakteur einer Wochenzeitung. Er war nicht immer gesundheitsbewusst. Sein Alltag war das Gegenteil: Stress, hastiges Essen – hauptsächlich Fastfood und eiskalte Getränke –, Zigaretten, Pfeife. Eines Tages musste er die Rechnung dafür bezahlen: Gastritis, Kopfschmerzen, Nierensteine.

In dieser Zeit lernte er den Radrennweltmeister Ferry Dusika kennen, der damals bereits Aufsehen erregende ernährungswissenschaftliche Studien über die Zusammenhänge von Gesundheit und Ernährung sowie Ernährung und Sport durchführte. Er wurde zum Lehrer Bankhofers, führte ihn in das Wissen der sinnvollen Vollwerternährung ein,

machte ihm die Bedeutung von Vitaminen, Mineralstoffen, Spurenelementen, Enzymen und Ballaststoffen klar. Und Bankhofer erlebte es
plötzlich an sich selbst: Mit Kräutertees, Vollkornprodukten, viel frischem Obst und rohem Gemüse sowie mit Mineralwasser als Haupt-
getränk und ohne Nikotin wurde er gesund, leistungsfähiger, fit und
vital. Er war von der Kraft des naturnahen Lebens überzeugt.

Er stellte spontan sein Leben um, tapfer unterstützt von seiner Frau
Lizzy. Und dann kam der Tag, an dem er beschloss, all diese Vorteile
eines gesünderen Lebens auch anderen mitzuteilen. Sein Weg als
Medizinjournalist war bestimmt. Er begann Bücher zum Thema
Gesundheit zu schreiben. Inzwischen sind es viele.

Heute präsentiert er Gesundheitsmagazine im Fernsehen und schreibt
Woche für Woche seine Tipps in Zeitungen, Zeitschriften und Illustrierten für rund 6, 5 Millionen Leser. Er hat bisher 34 Ratgeberbücher zum
Thema Gesundheit geschrieben. Längst ist er nicht nur der Medizinjournalist.

Er hat inzwischen selbst begonnen, wissenschaftlich zu arbeiten, sich
ununterbrochen auf dem Gebiet der Medizin und der gesunden
Ernährung weiterzubilden. Er arbeitet eng mit führenden Ärzten,
Naturheilexperten und Ernährungsfachleuten in aller Welt zusammen,
besonders intensiv mit dem Institut für Sozialmedizin an der Universität Wien, aber auch mit dem Linus-Pauling-Institut, dem größten
Ernährungsforschungsinstitut der Welt.

Er war mehrere Jahre Dozent an der Akademie für Ganzheitsmedizin
auf Schloss Freyenthurn in Klagenfurt und danach Dozent an der
Donau-Universität Krems, beide in Österreich.

Er ist Mitarbeiter des deutschen Institutes für medizinische Vitamin-
und Mineralstoff-Forschung in München, sitzt im Vorstand der deut-
schen Gesellschaft Medizin und Gesundheit für risikofreie Therapie in
Oldenburg und gehört der internationalen Kommission zur Wahl der
Arzneipflanze des Jahres in Bonn an. Er sitzt auch im Kuratorium des
Vereins zur ʼ Förderung der gesunden Ernährung und Diätetik in
Aachen. Und er ist ehrenamtlicher Mitarbeiter der gesundheitspoliti-
schen Konferenz am Europaparlament in Straßburg.

Im Jahr 1991 verlieh ihm der österreichische Wissenschaftsminister
Dr. Erhard Busek für seine medizinisch-wissenschaftliche Arbeit mit

Zustimmung der Universität Wien den Berufstitel »Professor«. Seit seiner erfolgreichen Vorlesung im Jahr 1990 an der Ruhr-Universität Bochum befasst er sich auch intensiv mit dem Thema »Medizinische Kommunikation in den Massenmedien«.

Er folgte bereits mehrmals einer Einladung an die Medizinische Schule der weltberühmten Harvard-Universität und bisher einmal an die Universität von North Carolina. Immer wieder unternimmt er Studienreisen in die USA, um die neuesten wissenschaftlichen Erkenntnisse in seine Arbeit einbeziehen zu können.

Das Thema »Gesunde Beine – schöne Beine« interessiert Prof. Bankhofer seit Jahren. Viele Betroffene haben ihm dazu im Laufe von Jahren geschrieben. Und es war ihm klar: Das Thema ist sehr wichtig. Es betrifft jede Altersstufe. Und die Menschen wissen viel zu wenig darüber, was sie selbst tun können, um schwere Venenprobleme verhindern zu können.

Prof. Bankhofer bekennt sich selbst zu einem gezielten Vorsorgeprogramm für seine Beine. Er treibt regelmäßig Gymnastik, ist ein begeisterter Schwimmer und tritt leidenschaftlich gern in die Fahrradpedale. Er meint dazu: »Das ist für mich enorm wichtig, weil ich beim Schreiben meiner Bücher und Zeitungsberichte, aber auch beim Erstellen meiner Fernsehdrehbücher stundenlang an meinem Schreibtisch sitze. Das mögen die Beine gar nicht!«

Privat steht Hademar Bankhofer auf dem Standpunkt: Man kann nur überzeugen, wenn man so lebt, wie man schreibt und redet. Daher: Rund ums Haus im eigenen Garten am Stadtrand von Wien baut das Ehepaar Bankhofer nach biologischen Grundsätzen sein eigenes Obst, Gemüse und viele Kräuter. Den Naturdünger dazu liefern unter anderem die zwei zahmen, zutraulichen Ziegen »Sani« und »Marie« sowie die beiden zahmen Schafe »Mausi« und »Minni«, allesamt richtige Schmusetiere.
Bei seinen Tieren findet Bankhofer Erholung von seiner Arbeit, kann so richtig abschalten. Ehefrau Lizzy, eifrig für ihren Mann am Computer an der Arbeit, bäckt regelmäßig das hauseigene Vollkornbrot und sorgt dafür, dass immer köstlicher Kräutertee aus dem Garten bereitsteht: Zitronenmelisse, Pfefferminze, Hagebutte, Salbei, Waldbeeren. Und sie sorgt auch dafür, dass jeder Morgen mit Haferkleie-Müsli beginnt.

Zur Familie gehört Sohn Hademar junior, der unter dem Namen Hadschi Bankhofer beim ORF-Hörfunksender Ö 3, dem österreichischen Pop-Sender, als Reporter und Redakteur arbeitet und längst für Millionen Hörer zum Markenzeichen für unterhaltsame Information geworden ist.

Ja, und nicht zu vergessen ein vierbeiniger Hausgenosse: der Tigerkater »Möbius« mit weißen Samtpfoten und weißer Brust. Einhellige Meinung aller: Er ist der eigentliche Chef des Hauses …

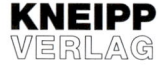 
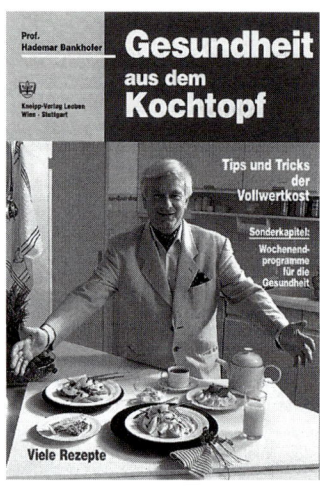

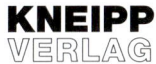  Kunigundenweg 10, A-8700 LEOBEN
Tel. 03842/24094, Fax 03842/21718-32

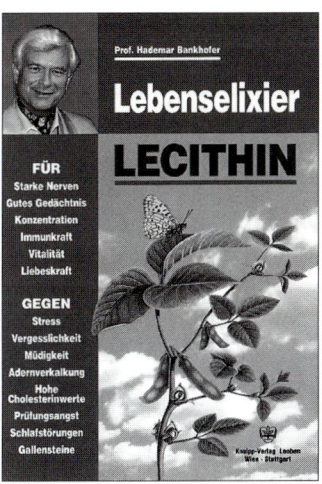

**Prof. Hademar Bankhofer**

# Lebenselixier
# LECITHIN

Lecithin stärkt die Nerven, verbessert das Gedächtnis, hilft gegen hohes Cholesterin und Gallensteine und fördert das Liebesleben. Ein wahrer Jungbrunnen – neuen Erkenntnissen zufolge!

*176 Seiten, 16 Farbtafeln, gebunden.*

ISBN 3-901794-05-0

**Preis: S 198,– / DM 27,30 / sfr 25.10**